口腔影像解剖结构认读图解

Illustration of Oral Diagnositc Imaging Anatomy

主 编 李 刚

编 者 （以姓氏汉语拼音为序）
葛志朴（青岛大学附属青岛市口腔医院）
郭小龙（武汉大学口腔医院）
郝 帅（中国医学论坛报社）
李 刚（北京大学口腔医院）
马若晗（北京大学口腔医院）
王颖慧（上海交通大学医学院附属第九人民医院）
许来青（解放军总医院第一医学中心）
谢晓艳（北京大学口腔医院）

人民卫生出版社
·北京·

图书在版编目（CIP）数据

口腔影像解剖结构认读图解 / 李刚主编. —北京：
人民卫生出版社，2024.3
ISBN 978-7-117-36091-3

Ⅰ. ①口… Ⅱ. ①李… Ⅲ. ①口腔疾病－影像诊断－
人体解剖学－图解　Ⅳ. ①R780.4-64

中国国家版本馆 CIP 数据核字（2024）第 058107 号

人卫智网	www.ipmph.com	医学教育、学术、考试、健康，购书智慧智能综合服务平台
人卫官网	www.pmph.com	人卫官方资讯发布平台

口腔影像解剖结构认读图解
Kouqiang Yingxiang Jiepou Jiegou Rendu Tujie

主　　编：李　刚
出版发行：人民卫生出版社（中继线 010-59780011）
地　　址：北京市朝阳区潘家园南里 19 号
邮　　编：100021
E - mail：pmph @ pmph.com
购书热线：010-59787592　010-59787584　010-65264830
印　　刷：北京华联印刷有限公司
经　　销：新华书店
开　　本：787×1092　1/16　印张：11
字　　数：247 千字
版　　次：2024 年 3 月第 1 版
印　　次：2024 年 4 月第 1 次印刷
标准书号：ISBN 978-7-117-36091-3
定　　价：129.00 元

打击盗版举报电话：010-59787491　E-mail：WQ @ pmph.com
质量问题联系电话：010-59787234　E-mail：zhiliang @ pmph.com
数字融合服务电话：4001118166　E-mail：zengzhi @ pmph.com

主编简介

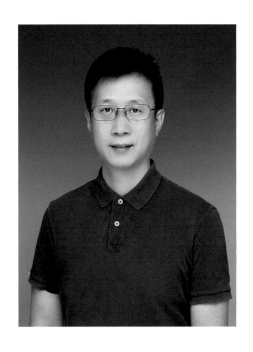

李　刚

　　北京大学口腔医院医学影像科主任医师、教授、博士研究生导师。

　　2004 年毕业于瑞典卡罗林斯卡医学院口腔学校，获得医学博士学位；随后在荷兰阿姆斯特丹大学口腔医学研究中心做博士后。2007 年3 月回国，入选北京大学医学部人才引进计划，在北京大学口腔医院医学影像科工作至今。

　　现任中华口腔医学会第七届口腔颌面放射专业委员会候任主任委员，国际口腔颌面放射学会信任基金委员会委员，欧洲口腔颌面放射学会创始会员，国际牙医师学院 Fellow，香港大学牙学院荣誉教授，中华医学会第五届医疗鉴定专家库成员，国际口腔颌面放射学会官方刊物 *Dentomaxillofacial Radiology* 副主编，《中华口腔医学研究杂志（电子版）》等中英文杂志编委，已发表论文 130 余篇，主持或参加国家级、省部级以上科研项目十余项，主编、参编、参译专著 14 部。

序

　　近二三十年来，我国口腔颌面医学影像学得到了迅速发展，对口腔医学多学科临床工作的重要性亦日显突出。毋庸置疑，口腔颌面医学影像解剖学是判读和准确描述口腔颌面部疾病影像学表现不可或缺的重要基础。李刚教授主编的《口腔影像解剖结构认读图解》一书，对目前我国口腔医学临床应用广泛的多种口腔颌面 X 线检查技术做了详细的介绍，特别是结合 X 线检查技术对牙体及口腔颌面部骨的 X 线影像解剖结构做了详尽的描述，并以实体解剖图为对照，使读者更易于理解和记忆，颇具实用价值。我相信，对于口腔医学本科生、研究生、住院医师规培学员，以及广大口腔颌面医学影像学工作者和口腔医学临床医师，此书均是一本重要的参考书，每位读者均会从中获益。

　　该书主编李刚教授曾于国外获得博士学位、做博士后研究工作，回国后，始终在北京大学口腔医院医学影像科从事临床、教学及科研工作。该书编者均为口腔颌面医学影像学临床和教学工作骨干，具有良好的口腔颌面医学影像学教育背景，因此本书编撰质量得到了充分保证。

　　我相信该书的出版，将对提高我国广大口腔颌面医学影像学工作者、口腔临床医生的诊断水平，提高口腔医学生的教学质量做出有益的贡献，特此作序推荐。

北京大学口腔医院

马绪臣

2024 年 2 月

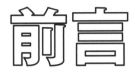

口腔颌面部影像解剖是口腔颌面部的实体解剖在影像介质上的具体表现，与影像的拍摄技术密切相关。同一解剖结构，由于拍摄技术、投照角度与拍摄范围的不同，在影像介质上的表现可能完全不一样。这就要求我们对口腔颌面部影像的检查方法有一定的了解，便于理解和记忆影像解剖结构。基于此，本书的第一章和第二章重点介绍了口腔颌面部的实体解剖结构与常用 X 线检查技术。口腔颌面锥形束 CT 是一项三维成像技术，近几年在临床工作中被广泛应用。由于体层解剖结构的特点，临床医师对口腔颌面锥形束 CT 图像中正常解剖结构的认读有一定的困难，因此笔者在第七章中也做了详细解读。

本书的一个显著特点是在每一章影像解剖结构的解读中，都紧密结合影像的拍摄技术，更加直观地帮助读者理解和记忆不同片位中影像解剖结构的成像范围、特点和表现。同时，利用三维重建影像和线条模式图，重点突出需要观察、记忆的影像解剖结构，以期达到"辨、识、认"的学习效果。另外，本书牙位的标记采用的是国际牙科联合会系统。

本书的部分内容来源于李刚教授团队与《中国医师论坛报·今日口腔》共同推出的相关线上课程。口腔颌面部影像解剖的正确认读是口腔颌面医学影像诊断和鉴别诊断的前提与基础。一本专门的影像解剖结构认读图解，能够系统地帮助临床医师理解和记忆不同片位中的影像解剖结构，使其在诊断中更加得心应手。由于口腔颌面部常见疾病大多与牙齿和颌骨相关，因此本书只针对口腔颌面部常用 X 线检查中的常见影像解剖结构做了详细描述和解读，希望对口腔各专业医师的日常临床工作，口腔医学研究生、住培生和本科生的学习有所帮助。

本书在编写过程中，得到了北京大学口腔医院、武汉大学口腔医院、解放军总医院第一医学中心、青岛大学附属青岛市口腔医院医学影像科技术组的大力支持，特别是得到北京大学口腔医院主管技师姚恒伟、王晓艳、任文革，技师李红、彭刚等的帮助，青岛大学附属青岛市口腔医院正畸科曲潇茹医师参与绘制了第六章、第八章部分插图，在此一并表示深深的谢意。马绪臣教授对本书做了认真细致的审阅，提出了宝贵建议和修改意见，在此也表示衷心的感谢。

虽然本书的各位编者在编写过程中力求准确，但是由于编绘水平有限，本书难免存在许多不足，恳请同道和广大读者不吝指正，以便将来修订提高。

2024 年 2 月 18 日于北京

目录

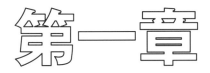

第一章

口腔颌面部实体解剖结构概述

　　口腔颌面部是人体面部的一部分，是指以眉间点的水平线为界，向下达下颌体下缘，两侧至下颌支后缘的面部区域。口腔颌面部主要包括牙、骨骼、肌肉、血管、神经、淋巴和唾液腺等。由于口腔颌面部 X 线影像主要显示牙与相关骨结构，因此本章重点介绍口腔颌面部骨与牙的解剖结构，为后面更好地理解口腔颌面部 X 线影像中的解剖结构打下良好基础。

一、口腔颌面部骨

　　口腔颌面部骨共 14 块，包括上颌骨、下颌骨、鼻骨、泪骨、颧骨、腭骨、犁骨和下鼻甲。其中，除下颌骨和犁骨为单一骨外，其余骨均呈双对称排列。这些骨构成口腔颌面部的骨性支架（图 1-1，图 1-2）。

　　口腔颌面部的这 14 块骨不仅为口腔颌面部提供了坚固的结构支撑，还参与了许多重要的生理功能。例如，上颌骨和下颌骨与牙齿的排列和咬合紧密相关，它们共同维持着口腔的正常形态和功能。鼻骨、泪骨、颧骨等与面部轮廓和呼吸道的通畅性有关。腭骨和犁骨则与口腔的底部结构和语音的产生有关。

　　此外，这些骨组织在面部的美观性方面也扮演着重要角色。它们的形态、大小和位置直接影响着面部的轮廓和外观。

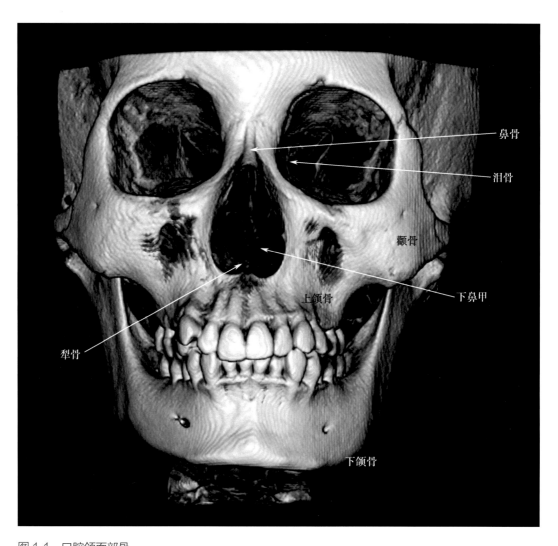

图 1-1　口腔颌面部骨

共 14 块，包括上颌骨、下颌骨、鼻骨、泪骨、颧骨、腭骨、犁骨和下鼻甲；其中，除下颌骨和犁骨为单一骨外，其余骨均呈双对称排列。

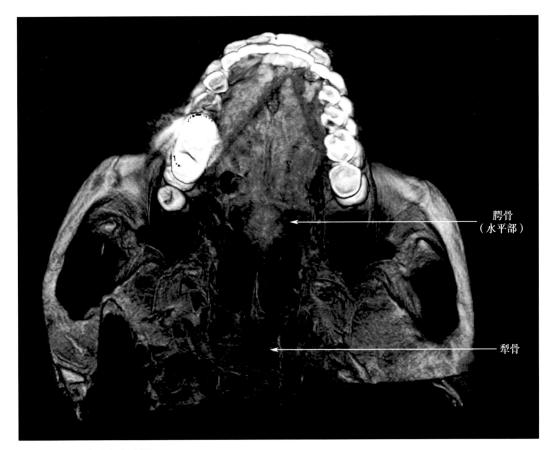

腭骨
（水平部）

犁骨

图 1-2 腭骨水平部与犁骨

（一）下颌骨

下颌骨是口腔颌面部最大的骨，外形呈 U 形，由下颌体和下颌支两部分组成（图 1-3）。
下颌体下缘与下颌支后缘连接的部分为下颌角，其前方的弧形区域为角前切迹。

下颌体为下颌骨的水平部分，呈弓形，包括牙槽突、下颌体下缘和内外两面。

牙槽突：又称为牙槽骨，为下颌骨包绕牙根周围的突起部分。牙槽突内、外骨板均由
骨密质构成，中间夹以骨松质。牙槽突容纳牙根的深窝称为牙槽窝。牙槽窝的游离缘为
牙槽嵴。两牙之间的骨性间隔称为牙槽间隔；多根牙各牙根之间的骨性间隔称为牙根间
隔。牙槽窝周壁称为固有牙槽骨、筛状板、骨硬板，包被于牙周膜的外围，在 X 线片上呈
白色的线条状影像。

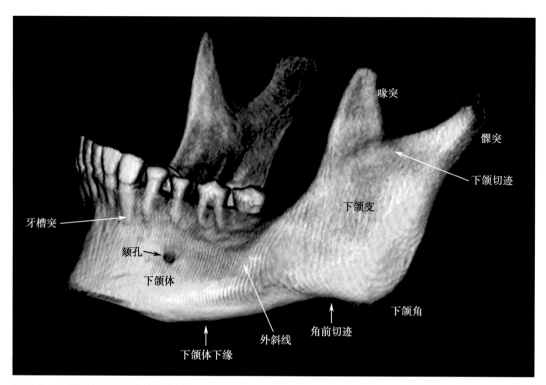

图 1-3　下颌骨外面观及其解剖结构

　　下颌管：为位于下颌骨骨松质之间的骨密质管道，内有下牙槽神经、血管通过。下颌管在通过下颌第二前磨牙时分为粗细两管，细管行向正中线，粗管即颏管，行向后上外与颏孔相连，通过颏神经、血管。

　　下颌体下缘：是下颌骨最坚实处，由骨密质构成，在 X 线片上呈条形较高密度影像。

　　下颌骨外面结构主要有正中联合、颏结节、外斜线、颏孔（图 1-4）。颏结节为位于下颌骨正中联合下颌体下缘两旁的骨性隆起。外斜线是从颏结节经颏孔之下延向后上与下颌支前缘相连的骨嵴，有降下唇肌和降口角肌附着。颏孔多位于下颌第二前磨牙下方或第一、第二前磨牙之间的下方，有颏神经、血管通过。

　　下颌骨内面的主要结构有颏棘、内斜线、舌下腺窝、二腹肌窝和下颌下腺窝。颏棘分为上颏棘和下颏棘，是位于近下颌骨中线处的上、下两对骨性突起，为颏舌肌和颏舌骨肌的起点。内斜线为自下颏棘下方斜向后上与外斜线相对应的骨嵴。舌下腺窝位于内斜线上方颏棘两侧，与舌下腺相邻。下颌下腺窝是 X 线影像上经常看到的一个结构，在曲面体层片上表现为一个位于磨牙区下方、下颌体下缘上方的椭圆形密度减低区，与下颌下腺相贴，在下颌骨位于二腹肌窝的后上方（图 1-5）。

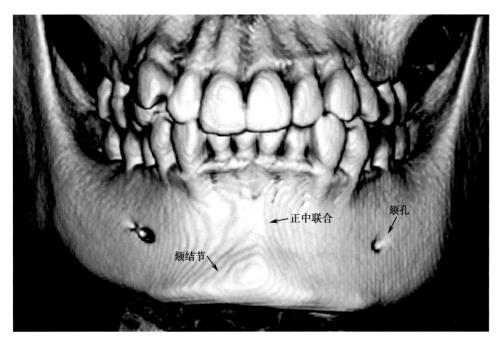

图 1-4　下颌骨正面观及其解剖结构

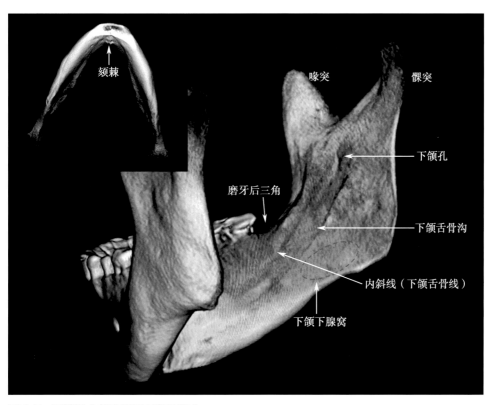

图 1-5　下颌骨内侧面观及其解剖结构

下颌支,又称为下颌升支,为下颌骨的垂直部分,呈一长方形骨板,包括喙突、髁突和内外两面。

髁突:是下颌骨的主要生长发育中心之一,分为髁突头和髁突颈两部分。髁突颈部较为细窄,为下颌骨的薄弱区之一,下颌骨受到外力打击时容易发生骨折。

喙突:又称为冠突,呈扁三角形,有颞肌和咬肌附着。

下颌切迹:又称为下颌乙状切迹,为喙突与髁突之间的凹形或 U 形骨性压迹,连接髁突和喙突。

下颌支内面主要有下颌孔,呈漏斗形,口朝向后上方,内有下颌神经、血管通过。下颌孔前方的薄锐小骨片为下颌小舌,为蝶下颌韧带附着处。下颌孔下方有一行向下前方向的下颌舌骨沟,内有下颌舌骨肌神经、血管经过(见图 1-5)。

下颌支外侧有下颌支外侧隆突和咬肌粗隆。

(二)上颌骨

上颌骨位于面中部,左右各一,互相对称,解剖形态不规则,主要由上颌体和额突、颧突、腭突和牙槽突组成(图 1-6~图 1-8)。

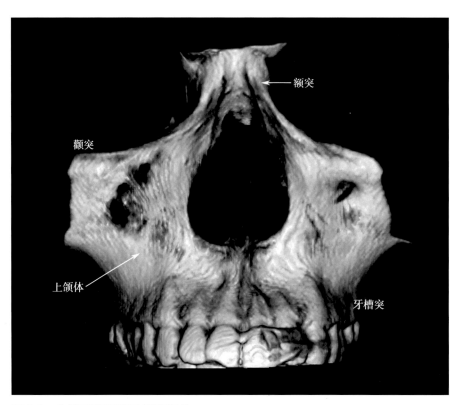

图 1-6 上颌骨前面观及其解剖结构

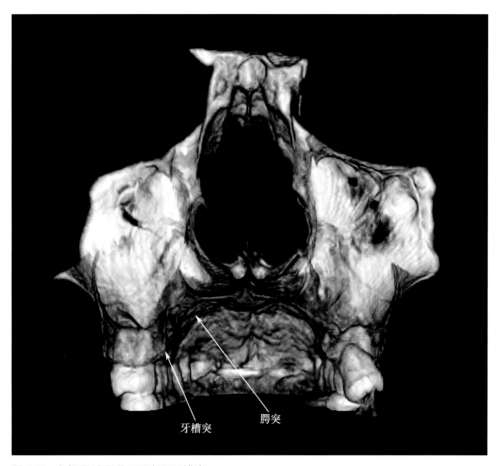

图 1-7　上颌骨后面观及腭突和牙槽突

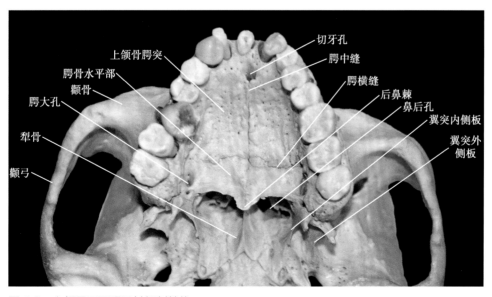

图 1-8　上颌骨下面观及其解剖结构

上颌体分为前、后、上、内四面,内有上颌窦。前面的上界为眶下缘,内界是鼻切迹,下方与牙槽突相移行;后面参与颞下窝和翼腭窝的组成;上面参与构成眶下壁的大部;内面又称鼻面,参与鼻腔外侧壁的构成。

额突为耸立于上颌体内上方的一坚韧骨突,与额骨、鼻骨、泪骨连接,参与泪沟的组成。额突伸向外上与颧骨相接。腭突为一水平骨板,在中线处与对侧腭突相接,形成腭中缝,参与构成口腔顶、鼻腔底与硬腭前 3/4。上颌骨牙槽突与下颌骨牙槽突结构特点相同,与腭骨水平部共同围成腭大孔。

(三)鼻骨

鼻骨略呈长方形,左右各一,位于左右上颌骨额突之间,参与构成鼻背。

(四)颧骨

颧骨左右各一,为上颌骨与颅骨之间的主要支架,由颧骨体部和三个突起构成。三个突起分别为额蝶突、上颌突和颞突。额蝶突邻接额骨颧突和蝶骨大翼,上颌突与上颌骨颧突相连接,颞突与颞骨颧突相接构成颧弓,连接处为颧颞缝。

(五)腭骨

腭骨呈现 L 形,主要包括水平部和垂直部。水平部构成硬腭的后 1/4 和鼻腔底的后部。两侧水平部的内缘在中线处连接,形成后鼻棘。

(六)犁骨

犁骨为一斜方形骨板,由鼻后孔向前伸入鼻腔,参与组成骨性鼻中隔。

(七)下鼻甲骨

下鼻甲为卷曲样的薄骨,位于鼻腔的下部分,参与构成鼻腔的外侧壁。

除以上口腔颌面部骨外,口腔颌面部影像中常见的骨还有舌骨。舌骨呈 U 形,位于甲状软骨上方、下颌骨后下方,为颈部重要的骨性标志,主要包括舌骨体、舌骨大角和舌骨小角。

二、牙

牙从解剖形态上看,主要分为牙冠、牙颈和牙根(图 1-9)。在临床上,由于牙冠部分被牙龈组织所覆盖,所以临床中所指的牙冠与牙根同解剖形态中的牙冠与牙根并不一致。在正常健康人群中,龈缘以上的部分牙冠称为临床牙冠,而龈缘以下的部分统称为临床牙根。这一点,我们需要注意。我们在 X 线片中所指的牙冠、牙根和牙颈是与解剖牙根、牙冠相一致的。牙位于牙槽窝内,通过致密结缔组织与牙槽窝紧密连接在一起,这一致密结缔组织称作牙周韧带,又称为牙周膜,在 X 线片上显示为牙与牙槽窝骨硬板之间的低密度影。

牙主要由牙釉质、牙本质和覆盖于牙根外表面的一层牙骨质组成,里面有牙髓腔和根管结构。牙釉质是人体中最坚硬、致密的组织,在 X 线片中呈现高密度影像。牙骨质是非常薄的矿化硬组织,组成类似于骨组织,在 X 线片中与牙本质密度相似。牙釉质和牙骨质相交的面称为釉牙骨质界,牙釉质与牙本质相交的面称为釉牙本质界,而牙本质和牙骨质相交的面称为牙本质牙骨质界。在 X 线片中,釉牙骨质界是区分牙冠与牙根的分界线。

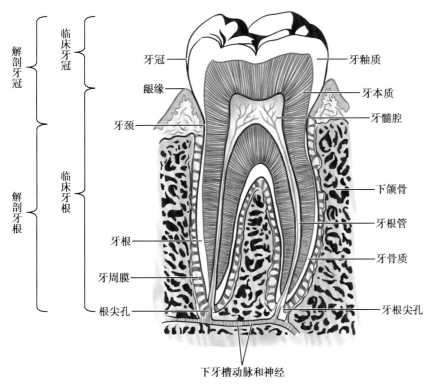

解剖牙冠

临床牙冠

解剖牙根

临床牙根

牙冠

龈缘

牙颈

牙根

牙周膜

根尖孔

牙釉质

牙本质

牙髓腔

下颌骨

牙根管

牙骨质

牙根尖孔

下牙槽动脉和神经

图 1-9　牙的组成及解剖牙根、牙冠与临床牙根、牙冠的区别

（李　刚　郝　帅）

参 考 文 献

皮昕. 口腔解剖生理学. 6 版. 北京：人民卫生出版社，2007.

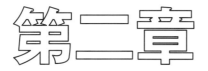

口腔颌面部解剖结构常用成像技术

口腔颌面部影像解剖结构的实质是口腔颌面部的实体解剖结构在影像介质上的投影,所以成像技术与口腔影像解剖结构的显示和认读密切相关。同一实体解剖结构在应用不同的成像技术时,影像学表现是不相同的,如图 2-1 所示。图 2-1A 为全口牙位曲面体层片,由于影像重叠,前鼻棘显示为一密度增高影像(箭头示),上颌窦左右各一(＊示)。图 2-1B 为 X 线头影测量侧位片,可以看到向前突出的前鼻棘影像(箭头示),但是左、右上颌窦的影像重叠在了一起(＊示)。对成像技术的了解,有助于我们对影像解剖结构的认识和解读,故本章对临床中常用的成像技术做一简单介绍。

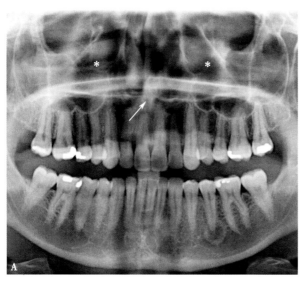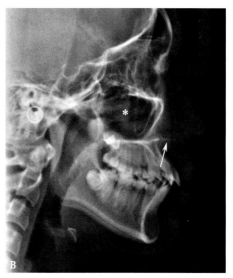

图 2-1 不同影像学检查中的上颌窦(＊示)和前鼻棘(箭头示)
A. 全口牙位曲面体层片;B. X 线头影测量侧位片。

第一节　根尖片和殆翼片

根尖片和殆翼片是临床中常用的两个片位。可以说,掌握根尖片和殆翼片的拍摄,以及对根尖片和殆翼片中影像解剖结构的正确认读,是一名口腔医师的基本功。根尖片主要显示牙、牙周围的支持组织,以及根尖周围骨质的情况,用于诊断牙体、牙髓、根尖周病变,以及累及牙周支持组织的病变,如牙周炎等。所以,根尖片在拍摄时要求能够显示目标牙位根尖下至少2mm牙槽骨的情况,即显示根尖周骨质情况,用于评估根尖周是否有病变及病变大小等。殆翼片主要显示上、下颌相应牙齿的牙冠部分及牙槽嵴顶影像,用于检查邻面龋、髓石、牙髓腔、充填物边缘密合情况、牙槽嵴顶吸收等,特别是临床上不易发现的早期龋,以及充填后继发龋等。殆翼片主要用于前磨牙和磨牙区的检查,有助于对牙槽嵴顶骨质破坏性改变的确定。投照时,依据牙位的不同,X线中心线的投照角度是不相同的。为了区分上下颌牙齿投照时的角度,临床中射线方向向足侧(投照上颌牙齿)的角度为正,向头侧(投照下颌牙齿)的角度为负。

一、根尖片

用于根尖片拍摄的影像接收器主要包括胶片(film)、影像板(imaging plate,常称IP板)和电子感受器(electronic sensor),各有三个型号:0号(22mm×35mm)、1号(24mm×40mm)和2号(31mm×41mm)。0号主要用于儿童,1号主要用于前牙,2号为标准片,主要用于成人患者的拍摄(图2-2)。临床中最常用的是2号影像接收器。根尖片常用的投照技术有两种:分角线投照技术和平行投照技术。分角线投照技术主要应用等腰三角形的原理,通过将X线中心线垂直于假想的牙与影像接收器所形成夹角的平分线来实现牙齿在影像接收器上的对等显示(图2-3)。平行投照技术是利用特制的持片装置(图2-4),将影像接收器固位于口内与目标牙位平行,以实现成像的一项技术(图2-5)。平行投照技术的优点是可以较准确、真实地显示牙及其牙周组织结构的形态和位置关系。

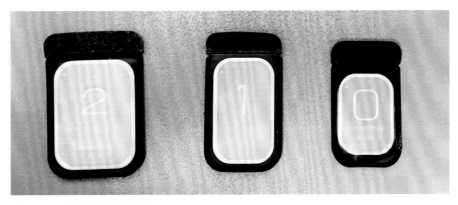

图2-2　不同型号的影像板

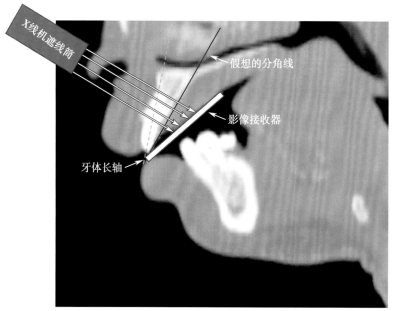

图2-3　分角线投照技术

通过将X线中心线垂直于假想的牙与影像接收器所形成夹角的平分线来实现牙在影像接收器上的对等显示。

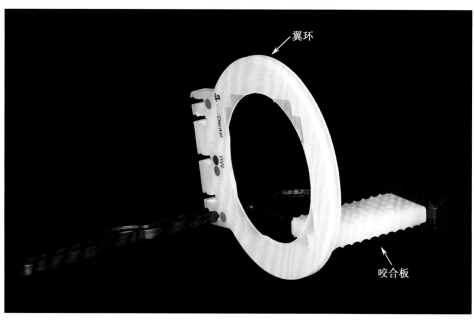

图2-4　平行投照技术中特制的持片装置

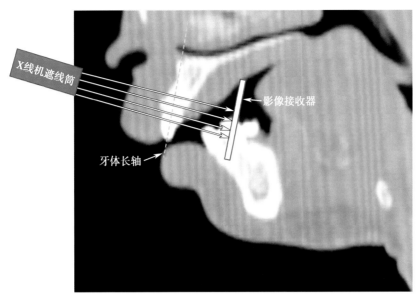

图 2-5　平行投照技术
利用特制的持片装置，将影像接收器固位于口内与目标牙位平行，以实现成像。

二、殆翼片

殆翼片通常采用 2 号影像接收器拍摄。通过应用成品殆翼片持片夹或自制的翼片将影像接收器感光面平分为二（图 2-6）。投照时，嘱患者咬住翼片，使影像接收器的上半部分在上颌牙的腭侧，下半部分在下颌牙的舌侧；调整 X 线中心线的位置，使得 X 线中心线位于影像接收器的中心，水平方向与目标牙齿的邻面平行，垂直方向大约为 +5°～+10° 来弥补影像接收器的轻度腭侧倾斜（图 2-7）。

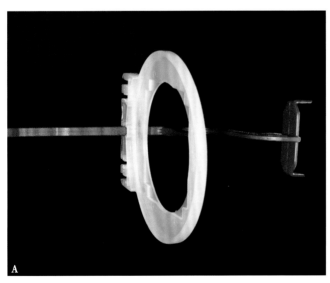
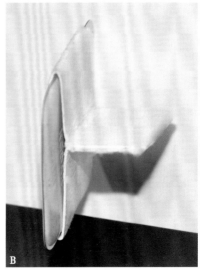

图 2-6　殆翼片拍摄的持片装置
A. 专用持片夹；B. 成品殆翼片。

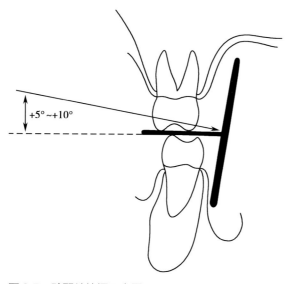

+5°～+10°

图 2-7　　殆翼片拍摄示意图
由于影像接收器的轻度腭侧倾斜，因此 X 线中心线在垂直方向大约需要 +5°～+10° 的补偿。

第二节　殆　　片

　　殆片是将影像接收器放入口内上下颌牙齿之间，嘱患者轻轻咬住影像接收器而拍摄的一组图像的总称，主要包括上颌前部殆片、上颌横断殆片、上颌侧位殆片、下颌前部殆片、下颌侧位殆片，以及下颌横断殆片。殆片的大小一般为 5.7cm×7.6cm，通常采用胶片和 IP 板拍摄。由于殆片大小与口内放置位置的限制，很难在一张殆片上显示所有上下颌骨及毗邻解剖结构，所以依据诊断需求，改变投照角度与 X 线中心线入射方向，拍摄特定的解剖结构而形成不同的片位。例如上颌前部殆片主要用于观察上颌前部的骨质变化及乳、恒牙的情况，所以拍摄时 X 线的中心线位置对准头矢状面，垂直角向足侧倾斜 45°角，水平角为 0°角，以鼻尖为中心点射入（图 2-8）；而上颌侧位殆片主要用于观察被检查侧上颌后部的骨质变化情况，包括牙槽突、上颌窦底部和上颌结节等，故拍摄时，殆片尽量偏向被检查侧，尽量向后放置，X 线中心线垂直角向足侧倾斜 60°角，水平角与被检查侧前磨牙邻面平行，对准检查侧眼外眦下方 2cm 射入（图 2-9）。实际应用中，对水平角和垂直角没有严格限制，只要能够显示想要观察的解剖结构即可。

　　临床中，殆片主要用于阻生牙、多生牙、埋伏牙的定位，上下颌骨的连续性，骨折的部位，以及颌骨病变膨胀情况的观察；同时，也用于体外异物的定位、确定下颌下腺导管结石等。

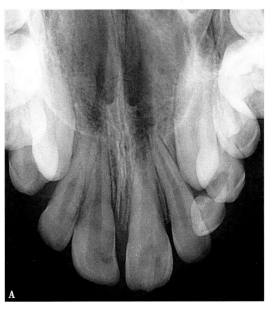 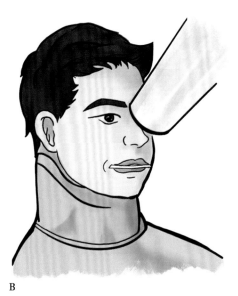

图 2-8　上颌前部殆片及投照示意图
A. 上颌前部殆片；B. 投照示意图。

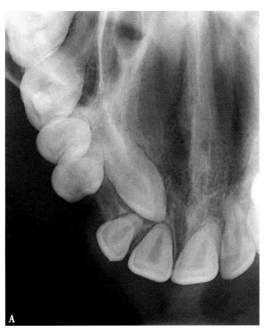 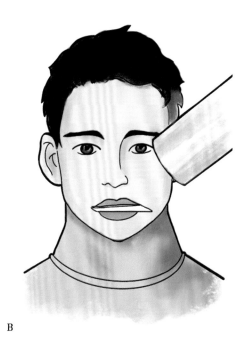

图 2-9　上颌侧位殆片及投照示意图
A. 上颌侧位殆片；B. 投照示意图。

第三节　曲面体层片

曲面体层片是临床常用的 X 线检查之一，可以同时显示上下颌骨及全口牙齿的影像，常用于观察颌骨内较大的病变、多发病变，以及牙槽突、上颌窦、双侧髁突的形态及骨质变化情况，也可用于颌骨及牙齿病变的筛查。

曲面体层片的拍摄有以下四个特点。

1. 旋转投照　与其他 X 线平片检查一次成像不同的是，曲面体层片的拍摄需要 X 线束与影像接收器同时围绕患者头部旋转一周来完成。这主要与曲面体层片的成像原理有关。为了将球形的面部结构以平面的形式展示到一张曲面体层片上，X 线束采用了狭缝原理的设计，即一次只有一个与夹缝宽度相近的窄细条解剖结构成像在影像接收器上。这样，在旋转运动中，就要求影像接收器的运动方向与 X 线束的运动方向是相反的（图 2-10）。

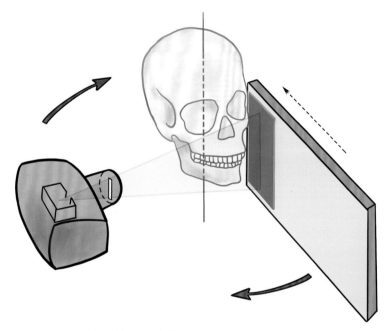

图 2-10　曲面体层片投照示意图
红色箭头示球管旋转方向；黑色箭头示影像接收器运行的方向，与球管旋转方向相反。

2. 中心层面成像　曲面体层片采用了体层摄影原理，即只对颌骨的中心层面成像，这一层面称为体层域。颌面部解剖结构在曲面体层片中显示清晰与否，与体层域的距离远近密切相关，距离越近，显示越清晰，位于体层域内的解剖结构影像显示最为清晰。临床中，为了避免颈椎对颌骨前部影像的重叠，嘱患者拍摄时头部及颈部微向前伸直，身体稍前倾，就是为了使颈椎远离体层域。体层域的宽窄与影像接收器和 X 线束的运动轨迹和相对速度、X 线中心束的位置及狭缝的宽窄有关。在其他条件不变的情况下，体层域的宽窄与狭缝，即 X 线束的宽窄成反比，X 线束越宽，体层域（中心层面）的成像范围越窄。

3. 多中心投照　由于颌骨不是圆形的，而是呈马蹄状，即前方较窄，后方较宽，所以

X线的投照中心不是单一的,而是在投照过程中呈"人"字形旋转(图2-11)。投照时间也不一致,前部投照时间短,后部投照时间长。

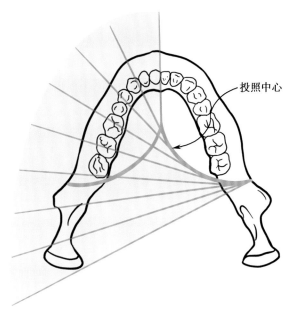

图2-11 曲面体层片投照中心的轨迹呈"人"字形

4. X线源中心与成像中心不一致 由于曲面体层片采用旋转一周的投照方式,它的X线源的中心点位于球管内,而实际有效的投照中心位于口内,如图2-11所示的"人"字形轨迹上,这样实际的投照中心与X线源中心不一致。在实际成像过程中,虽然X线路径经过的体层域以外的解剖结构因体层域的设置而不会清晰成像在曲面体层片上,但是一些较大的解剖结构,或者体外饰物如耳环等,仍会呈现模糊影像而形成伪影。具体成像情况将在第五章内有详细描述。

由于曲面体层片中前磨牙邻面影像的重叠,以及对微细结构的显示不及根尖片和𬌗翼片,所以对于微小病变及邻面龋,仍需要拍摄根尖片或𬌗翼片辅助诊断。

第四节 X线头影测量正侧位片

X线头影测量正侧位片除了特殊疾病的诊断需要,主要应用于正颌外科和正畸治疗中的牙、颌、面、颅关系的测量。而应用于正颌外科和正畸治疗中的X线头影测量正侧位片,在拍摄过程中需要特殊的定位装置来固定头部,所以又称头颅定位正位片和头颅定位侧位片,总称为X线头影测量片。为了真实地反映头颅两侧软硬组织的比例关系,X线球管焦点到头颅矢状面的距离应该足够长,以使X线束中的各射线呈平行关系照射到头颅上,同时保持影像接收器与头颅的距离足够近,以防止影像的变形(图2-12)。有研究表明,焦点到头颅矢状面的距离在 4m 以上时,X 线束中的射线可以呈平行关系。但是在实际工作中,空间原因使这一距离大多控制在 1.5～1.6m 之间。X 线头影测量正侧位片现在也用于种植外科穿颧手术中。

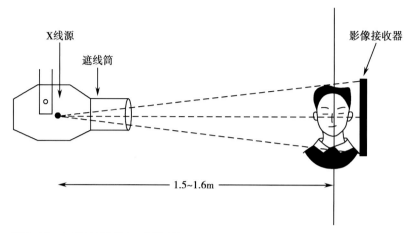

图 2-12　X 线头影测量正侧位片投照原理图

一、X 线头影测量正位片

投照 X 线头影测量正位片时,影像接收器与地面垂直,患者面向影像接收器,两侧耳塞置于外耳道内,头矢状面与影像接收器垂直,眶耳平面(Frankfurt 平面)与地面平行并垂直于影像接收器。嘱患者轻轻咬在牙尖交错位上,X 线中心线通过两侧外耳道连线的中点垂直于影像接收器拍摄(图 2-13)。

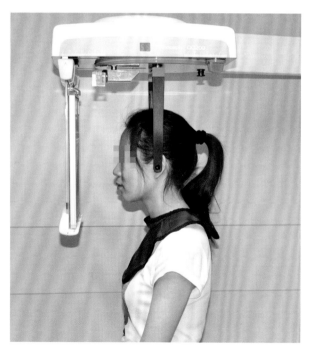

图 2-13　X 线头影测量正位片投照中的头颅位置

二、X线头影测量侧位片

投照X线头影测量侧位片时,影像接收器与地面垂直,患者的头矢状位与影像接收器平行,两侧耳塞置于外耳道内,调整头位使眶耳平面(Frankfurt平面)与地面平行,标尺置于鼻根部。嘱患者轻轻咬在牙尖交错位上,X线以外耳孔为中心点垂直投射到影像接收器(图2-14)。

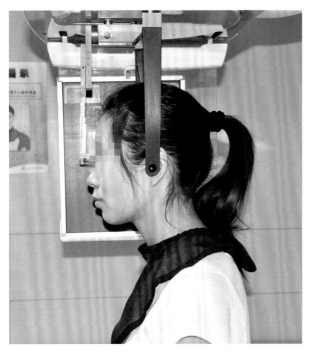

图2-14　X线头影测量侧位片投照中的头颅位置

第五节　口腔颌面锥形束CT

口腔颌面锥形束CT(cone beam computed tomography,CBCT)是近二十几年来发展起来的一项三维成像技术,可以清晰地显示牙齿和颅颌面骨的组织结构;在临床中不仅应用于影像学诊断,还更多地参与了临床治疗计划的制订、具体实施和疗效评估中。3D打印、手术导航在临床中的应用都离不开CBCT提供的三维影像数据。可以说,CBCT在临床中的广泛应用,开创了口腔医学数字化新时代。

CBCT是以X线为射线源,面积探测器为接收器,围绕颅颌面部旋转一周而获取三维体层数据的一项成像技术(图2-15)。因其采用的射线束呈锥形,故命名为锥形束CT。与普通医用CT相同,CBCT采用滤波反投照技术来重建影像数据,使其在轴位、冠状位和矢状位三个层面上可以同时显示兴趣区内的病变和周围组织的解剖结构。CBCT具有空间分辨率高、辐射剂量低等优点,但是软组织显示能力比较差,限制了其在临床中的应用。

　　CBCT虽然也是围绕颌面部旋转一周成像,但是没有体层域的概念,对头部体位的要求没有拍摄曲面体层片时严格,所以在临床中可以要求患者的颏部上抬,使下颌体下缘与地面平行,避免甲状腺铅围脖对下颌骨影像的遮挡。拍摄CBCT图像时,应尽量要求患者的头部立于正位,定位中心线通过头部正中矢状面。有研究表明,头部偏离正中矢状面15°角以上,将影响图像各标记点间线性测量与角度测量的准确度。

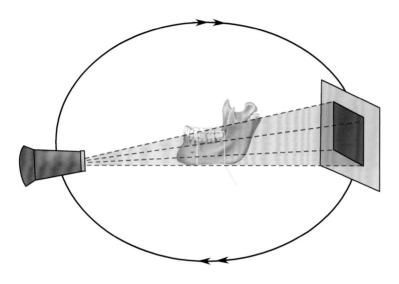

图2-15　口腔颌面锥形束CT投照示意图

（李　刚　郝　帅）

参 考 文 献

[1] 马绪臣. 口腔颌面医学影像学. 2版. 北京:北京大学医学出版社,2014.

[2] WHITE S C, PHAROAH M J. Oral radiology: principles and interpretation. 7th ed.St. Louis:Elsevier Mosby,2013.

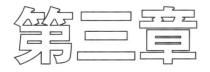

第三章

根尖片和殆翼片的解剖结构

　　根尖片和殆翼片是临床中常用的 X 线检查,正确理解和认读根尖片和殆翼片中的正常解剖结构,对疾病的诊断至关重要。根尖片主要用于显示整个牙的解剖结构,投照时要求包括根尖下方至少 2mm 的骨组织结构,以用于判断根尖周病变。在认读根尖片时,除了要仔细观察牙冠、牙根的完整性,是否有病变、畸形,更重要的是对牙齿支持组织结构的观察,如牙周间隙是否增宽、骨硬板是否完整、骨小梁结构是否紊乱、牙槽嵴顶是否有吸收等,这些都是对疾病作出正确诊断的前提。殆翼片主要用于诊断位于牙冠的邻面龋和确定牙槽嵴顶高度,所以对牙釉质、牙本质和牙槽嵴顶形态与高度的观察非常重要。由于投照角度的影响,有些解剖结构在根尖片和殆翼片中有重叠,有时与实体解剖结构中的位置略有区别,加之根尖片和殆翼片的投照范围局限,周围可以帮助认读的解剖结构减少,增加了认读的难度。这就要求我们在临床中必须能够正确认读根尖片和殆翼片中的正常解剖结构与变异,以避免误读、误诊、误判。

　　当我们观察一张根尖片或殆翼片时,首先要清楚根尖片左、右侧的约定。根尖片的左侧显示的是人体右侧的组织解剖结构,根尖片的右侧显示的则是人体左侧的解剖结构。这样我们在观察一张根尖片时,就好比患者站在我们的对面,这和临床中检查患者时的情况是一致的。

第一节　根尖片的解剖结构

一、上颌前部

上颌前部是指上颌双侧尖牙之间的区域。这一区域在临床中需要拍摄 3～4 张根尖片才能够完全显示，所以不是所有的解剖结构都能够在一张根尖片中显示出来。图 3-1 中，我们不仅可以看到医师非常关心的牙釉质、牙本质、牙髓腔、牙周膜、骨硬板、根尖和根尖区的情况，还可以观察到上颌正中缝、切牙孔和切牙窝的影像。切牙窝是在上颌骨靠近侧

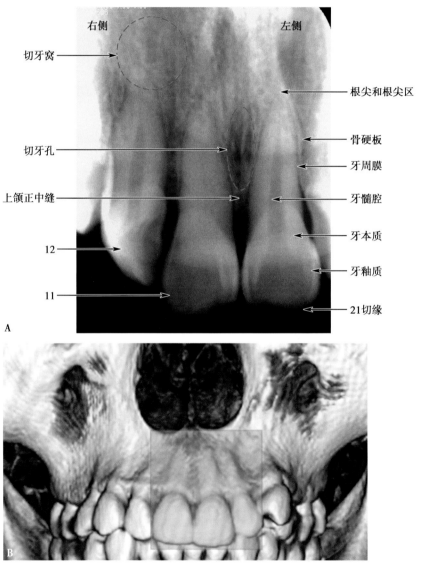

图 3-1　上颌前部根尖片解剖结构图解及投照范围示意图
A. 12—21 根尖片解剖结构认读；B. 上颌前部三维重建图像及投照范围示意图。

切牙根尖区的一个轻微凹陷。在这个区域，根尖周可能存在弥漫性透射区，应注意与根尖周病变相鉴别。由于牙骨质非常薄，在X线片中不显影，所以在根尖片中我们看不到牙骨质的影像。

其他在上颌前部根尖片中可以看到的正常解剖结构有前鼻棘、鼻底、鼻中隔、下鼻甲、鼻软组织、切牙管、切牙孔、上颌窦及牙的发育畸形，如畸形舌侧窝、畸形舌侧尖等。

（一）前鼻棘

前鼻棘在上颌中切牙的根尖片上最常见，通常在中线牙槽嵴上方1.5~2.0cm处，位于或略低于鼻中隔下端与鼻孔下轮廓的交界处。因为前鼻棘由骨骼组成，阻射不透明，所以通常表现为V形的致密影像（图3-2）。

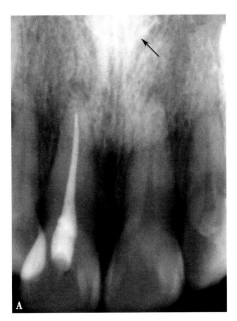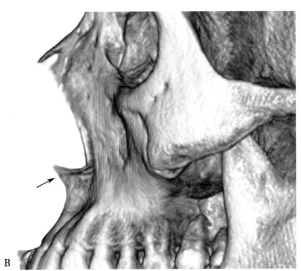

图3-2　根尖片和三维重建图像中的前鼻棘（箭头示）
A. 根尖片；B. 三维重建图像。

（二）鼻底、鼻中隔、下鼻甲

鼻底、鼻中隔、下鼻甲的影像有时也会出现在根尖片中。部分鼻底较低，会重叠在上颌中切牙的根尖部（图3-3），此时应注意与根尖囊肿相鉴别。

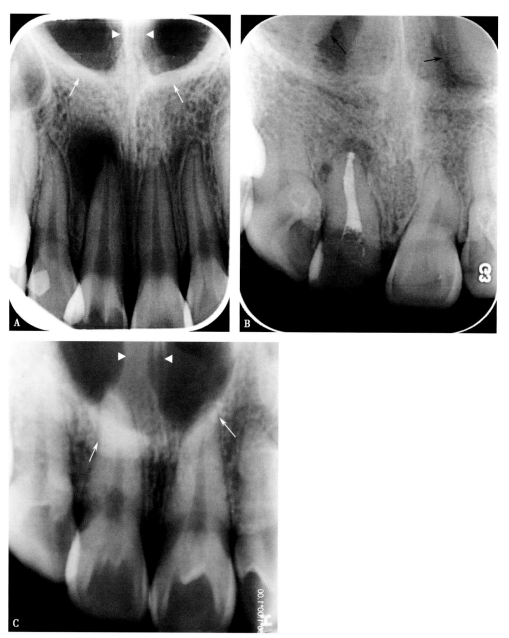

图 3-3 根尖片中的鼻中隔、鼻底和下鼻甲

A. 鼻中隔（三角形示）、鼻底（箭头示）；B. 下鼻甲（箭头示）；C. 鼻底（箭头示）较低，与根尖影像重叠。

（三）鼻软组织影像

由于投照时鼻部的软组织影像被重叠在根尖区的部位（图3-4A），在X线片上显示为边界清晰的密度增高影像（图3-4B）。认识鼻软组织影像的意义在于避免与根折影像混淆。

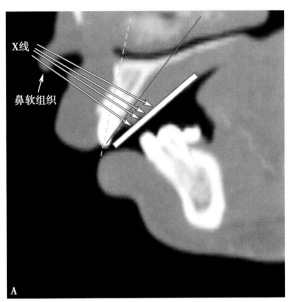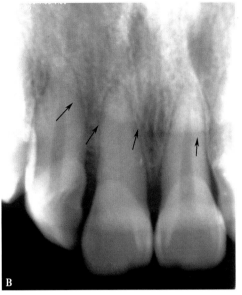

图3-4　根尖片投照示意图和根尖片

A. 根尖片投照示意图示鼻软组织影像如何在投照过程中重叠在根尖片上；B. 根尖片示鼻软组织影像（箭头示）。

（四）切牙管和切牙孔

切牙管，也称作鼻腭管，通常位于上颌骨前部的中间部位，是连接口腔和鼻腔的一个骨性管道。鼻腔侧开口通常位于鼻中隔两侧的鼻底上方，两侧的小管状结构在向下方走行的过程中融合在一起，在口腔侧开口于上颌中切牙之间的切牙乳头下方。故在影像上，切牙管可表现为单一的管状结构，也可呈Y形或V形（图3-5）。由于管状结构的宽窄不一，加上投照角度的不同，切牙管在根尖片上的表现并不一致，有的比较明显，有的则仅仅为一个线状结构。切牙孔，又称腭前孔，在上颌中切牙的腭侧、腭中缝与两侧尖牙连线的交点上，在根尖片上通常表现为卵圆形，有时呈V形或线形（图3-6）。

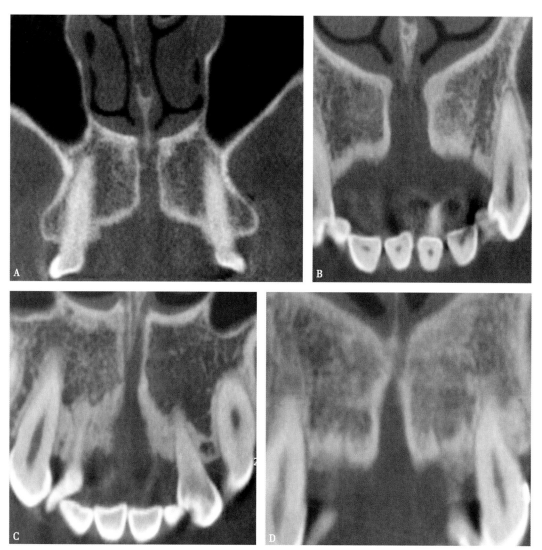

图 3-5　CBCT 图像中切牙管的不同形态

A. 单一管状；B. 宽大切牙管；C. Y 形切牙管；D. 倒 V 形切牙管。

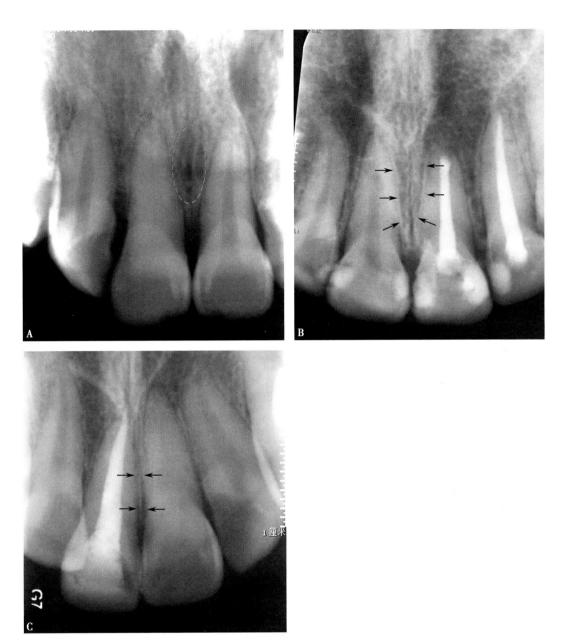

图 3-6　根尖片中切牙孔的形态

A. 切牙孔通常呈卵圆形（虚线示）；B. 有时呈 V 形（箭头示）；C. 线形少见（箭头示）。

（五）切牙窝

切牙窝位于侧切牙与中切牙根尖部之间，呈凹陷状，此处骨质密度较低，在根尖片中呈低密度影像（图 3-7），易与病变相混淆，需要鉴别。

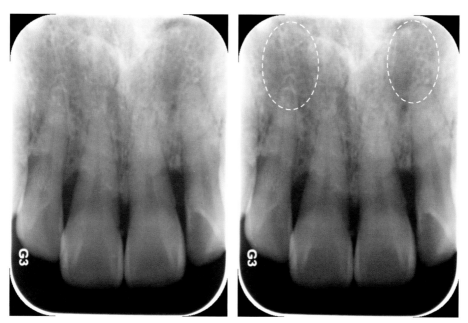

图3-7　根尖片中的切牙窝，呈低密度影像（虚线示）

（六）根尖乳头

在根尖孔闭合前，可以在根尖部看到宽大的根尖乳头的影像，呈密度减低影（图3-8），注意不要与根尖周病变相混淆。

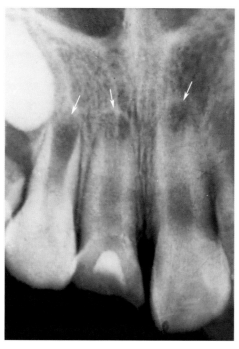

图3-8　根尖片示根尖孔闭合前根尖乳头影像（箭头示）

（七）上颌窦

上颌窦是位于双侧上颌骨内的空腔状结构，呈锥体形，上颌窦内充满气体。较为经典的有关上颌窦的描述为上颌窦的底壁是鼻腔外侧壁，尖端位于上颌骨颧突，前外壁为上颌骨的前外面，后壁为上颌骨的后面，上壁为上颌骨的眶面，下壁为上颌骨的牙槽突，其前界通常位于双侧上颌第二前磨牙。但是，最近的一项研究显示，中国人群的上颌窦有15.5%会达到切牙区，68.9%可超过尖牙区。所以我们在前牙区的根尖片中有时会看到上颌窦的影像，注意不要误认为囊肿（图3-9）。

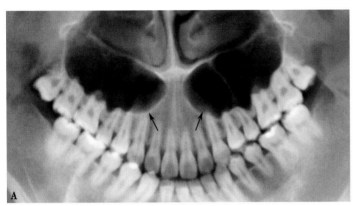

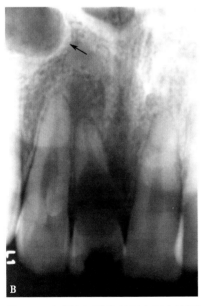

图3-9　上颌窦下壁的前界有时会达到切牙上方，显示在前牙区根尖片中（箭头示）
A. 上颌骨 CBCT 曲面重组图像；B. 根尖片。

（八）牙发育异常

上颌前牙区牙的发育畸形主要为畸形舌侧尖和畸形舌侧窝，多发生于切牙，以侧切牙多见，易引起牙髓感染。当畸形舌侧窝向牙髓腔内卷入过深，因牙釉质的密度过高，而形成类似小牙的结构，称为"牙中牙"（图3-10）。

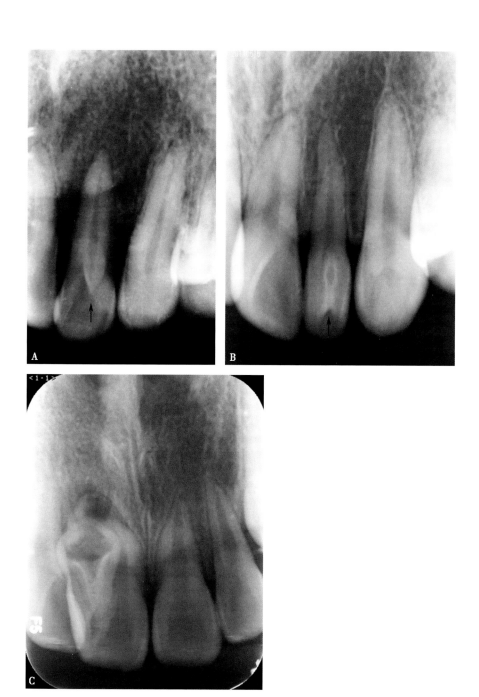

图 3-10　根尖片中的牙发育畸形
A. 畸形舌侧尖（箭头示）；B. 畸形舌侧窝（箭头示）；C. 牙中牙。

二、上颌后部

上颌后部根尖片主要显示的是双侧上颌前磨牙、磨牙及其周围支持组织，如牙槽骨、骨硬板和牙周韧带的影像。在认读根尖片的过程中，除了要认真观察牙釉质、牙本质和牙槽嵴顶的高度，还要特别注意对磨牙牙根影像的识别及其周围骨硬板完整性的观察。在上颌后部根尖片中,常见的解剖结构还包括上颌窦、上颌骨的颧突和上颌结节。根据目标牙位的不同,有时还可以观察到翼板和喙突,应注意识别。

(一)牙

上颌磨牙通常为多根牙,第一磨牙和第二磨牙的牙根包括近中颊根、远中颊根和腭根。在根尖片中,近中颊根、远中颊根和腭根的影像是重叠在一起的,所以要学会识别不同牙根影像(图3-11)。因为上颌第一磨牙三个牙根间的距离相对较大,而第二磨牙三根相对收敛,所以在拍摄根尖片的过程中,由于投照角度的变化,上颌第一磨牙三个根影像重叠程度会比第二磨牙变化大,这一点在认读过程中需要注意(图3-12)。上颌第三磨牙三根融合的情况多见,影像学表现上比较容易认读。上颌第一前磨牙的牙根形态偏平,多在根中或根尖1/3部分为颊舌二根,根尖片中影像容易重叠,也需要注意。这一点在根管治疗中尤其重要,临床中为了观察不同根管的充填情况,通常需要变换角度拍摄(图3-13)。

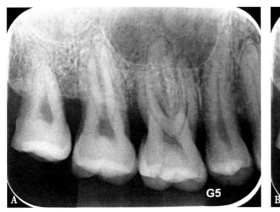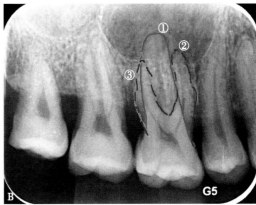

①腭根;②近中颊根;③远中颊根。

图3-11 16、17近中颊根和远中颊根与腭根影像重叠

A. 16、17根尖片;B. 16各根标注图。

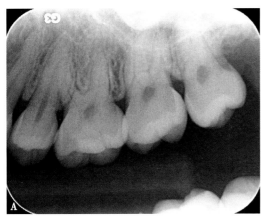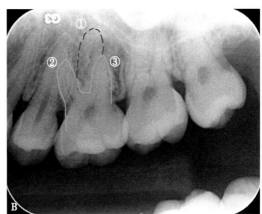

①腭根;②近中颊根;③远中颊根。

图3-12 由于投照角度的影响,26近中颊根偏向近中,与25牙根影像重叠

A. 26、27根尖片;B. 26各根标注图。

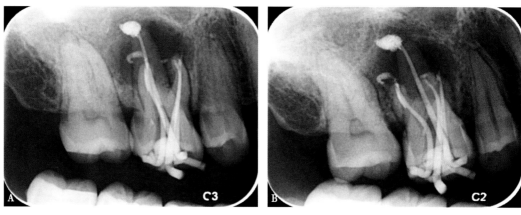

图 3-13　根管治疗中,为了显示重叠在一起的根管影像,通常需要将球管偏斜一定角度投照
A. 16 近中颊根的颊、舌侧两个根管充填后影像重叠;B. 偏斜一定角度投照后,可以清晰显示颊、舌侧根管充填情况。

(二) 上颌窦

在上颌后部根尖片中,上颌窦是一个很重要的解剖结构,其底壁覆盖整个上颌前磨牙和磨牙区的牙槽突,也可止于第二前磨牙牙槽突的上方。上颌窦向牙槽突的延伸程度非常多变,上颌窦底可远高于牙根的根尖,也可能会远远超过根尖顶端向牙槽嵴延伸。由于功能的丧失(与后牙缺失有关),上颌窦可进一步扩展至牙槽骨,偶尔延伸至牙槽嵴(图 3-14)。总体来说,上颌窦与上颌前磨牙和磨牙根尖的关系有三种:①上颌窦底与牙根根尖有一定的距离;②上颌窦底壁与全部或部分牙根的根尖有接触,但位于根尖的上方;③上颌窦底壁位于部分或全部牙根之间,即所谓的低位上颌窦(图 3-15)。上颌窦底壁在根尖片中表现为一薄、纤细、不透明的线,实际上是一层薄的骨皮质(图 3-15)。由于投照角度的影响,有时在根尖片中表现为根尖位于上颌窦底壁内,但是实际情况是根尖与上颌窦底壁相接触,此时应注意(图 3-16)。在上颌尖牙区的根尖片上,上颌窦和鼻腔的底部经常重叠,可以看到彼此交叉,在该区域形成一个倒置的 Y 形(图 3-17)。在上颌窦的底壁通常有一条或几条突向上颌窦的不透明线,称为上颌窦分隔(图 3-18)。它们是薄薄的骨皮质皱褶,从上颌窦底和窦壁伸出几毫米,也可能穿过上颌窦。它们通常是垂直方向的,在数量、厚度和长度上各不相同。在上颌后部根尖片中,有时可以看到宽度均匀的薄透光线,这些是侧窦壁上的神经、血管或沟槽的阴影(图 3-19),可以容纳上颌后部牙槽骨血管、它们的分支和伴随的上牙槽神经。上颌窦底壁有时可以看到钙化的骨小体影像,注意与进入上颌窦的残根相鉴别(图 3-20)。

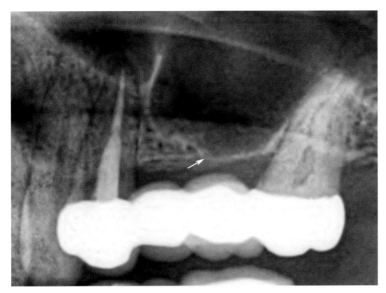

图 3-14　上颌窦底扩展至牙槽嵴顶（箭头示）

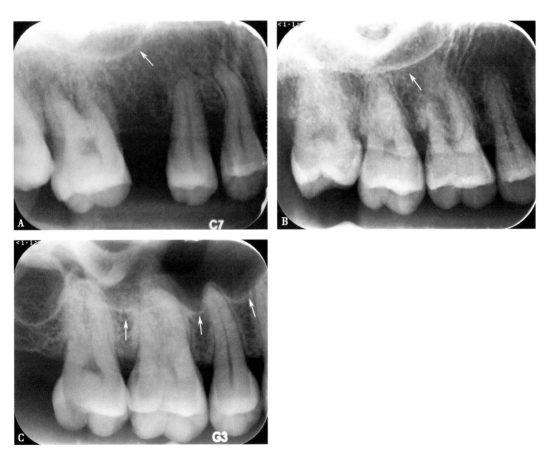

图 3-15　根尖与上颌窦底壁（箭头示）的关系
A. 与上颌窦底壁有一定距离；B. 与上颌窦底壁相接触；C. 位于上颌窦内。

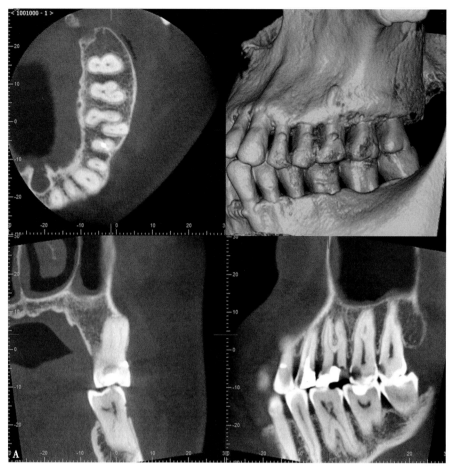

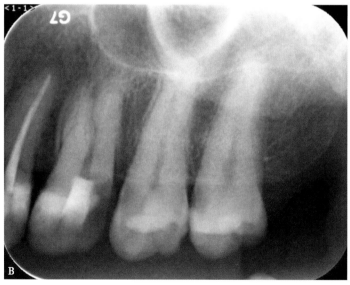

图 3-16　根尖片中上颌磨牙根尖与上颌窦的关系受投照角度的影响

A. CBCT 图像示 27、28 的根尖与上颌窦底壁相接触；B. 同一患者根尖片示 27、28 的根尖位于上颌窦底壁上方。

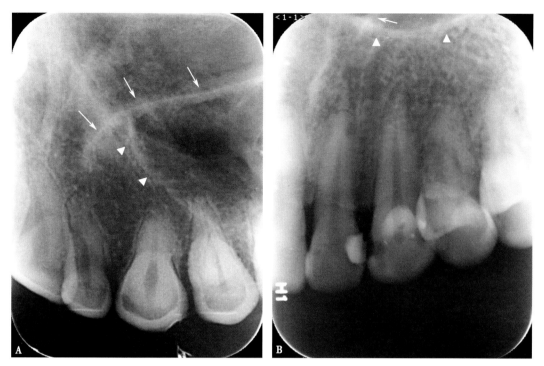

图3-17 上颌窦底（三角形示）和鼻腔的底部（箭头示）经常重叠，可以看到彼此交叉，在该区域形成一个倒置的丫形

A. 23根尖片示体位不佳或垂直角度过大导致冠根比增大，鼻腔及上颌窦影像明显；B. 23根尖片。

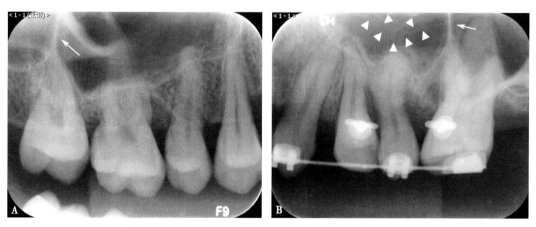

图3-18 上颌窦分隔（箭头示）和上颌窦侧壁血管或沟槽的影像（三角形示）

A. 右侧上颌磨牙根尖片；B. 左侧上颌前磨牙根尖片示可同时看到上颌窦侧壁血管或沟槽的影像。

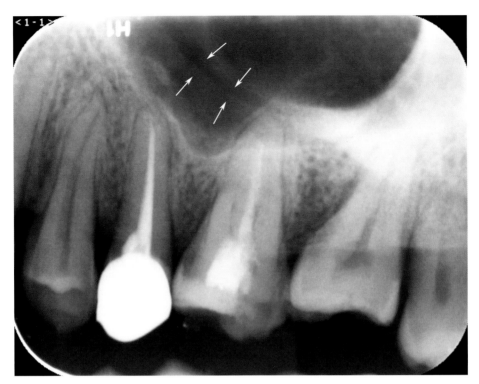

图 3-19　上颌窦侧壁上的神经、血管或沟槽的阴影（箭头示）

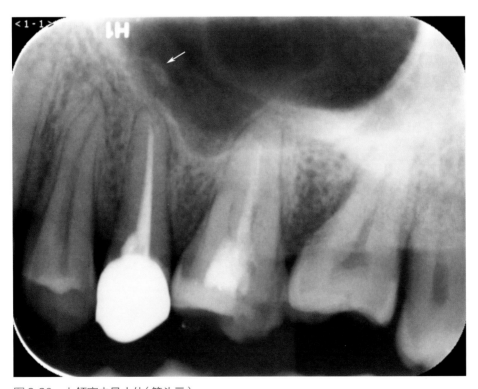

图 3-20　上颌窦内骨小体（箭头示）

（三）上颌骨颧突

上颌后部根尖片中另一个需要注意的解剖结构是上颌骨的颧突。由于拍摄上颌前磨牙与磨牙的根尖片时，X线中心线通过上颌骨颧突的前缘或下方，垂直方向上向足侧倾斜28°～30°角（图3-21A，图3-21B），所以上颌骨颧突的影像通常位于上颌第一磨牙上方或上颌第一磨牙与第二磨牙根尖区的上方，呈一U形密度增高影像（图3-21C，图3-21D）。临床中，我们通常利用这一特点在无牙颌或局部牙列缺损患者的根尖片中定位上颌第一磨牙。

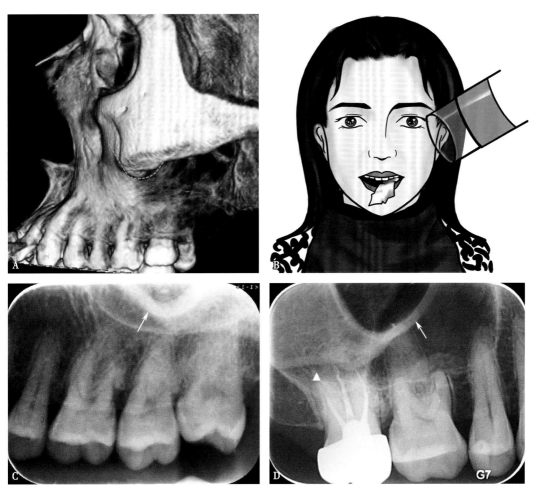

图3-21　上颌磨牙区根尖片拍摄示意图与根尖片中的上颌骨颧突影像
A. 上颌骨CBCT三维重建图像示上颌骨颧突下缘（虚线示）；B. 球管的X线中心线向足侧倾斜28°～30°角；C、D. 左侧上颌磨牙根尖片（C）和右侧上颌磨牙根尖片（D）示上颌骨颧突位于上颌第一磨牙根尖区上方（箭头示），有时可看到颧弓下缘（三角形示）。

（四）上颌结节

上颌结节位于上颌磨牙后方与上颌骨后缘之间，是上颌牙槽骨最远端的部分（图3-22）。

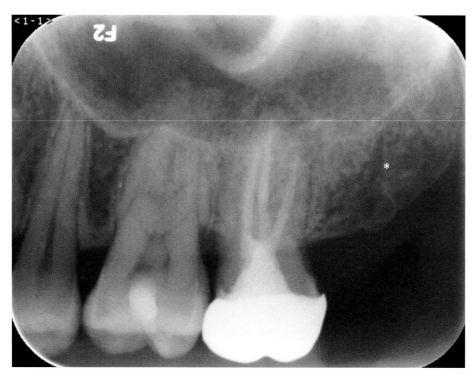

图3-22　上颌结节（*示）

（五）翼板和喙突

拍摄上颌磨牙，特别是上颌第三磨牙的根尖片时，影像接收器需要尽量向后放，加上有的患者翼板与喙突较为宽大，所以在根尖片中有时可以看到翼板和喙突的影像（图3-23）。

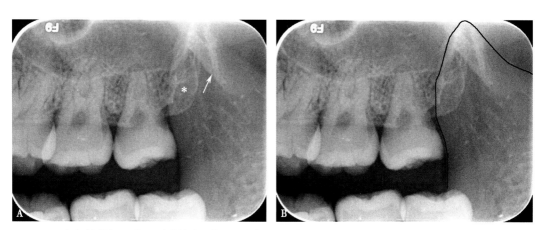

图3-23　上颌结节（*示）、翼突（箭头示）和喙突（黑线示）
A. 28根尖片；B. 根尖片中喙突的影像标注图。

（六）鼻唇沟皱褶

鼻唇沟皱褶是从鼻翼外侧延伸到口角外侧的两条皮肤褶皱，有时会被投照在根尖片上（图3-24）。

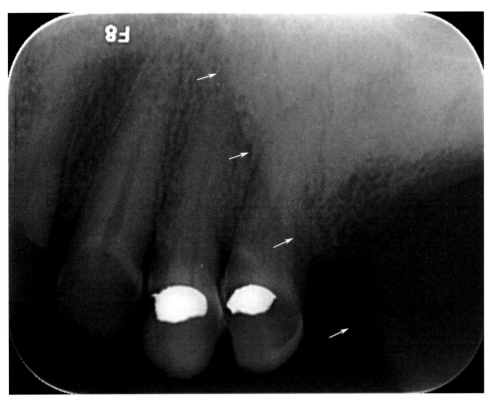

图3-24　左侧鼻唇沟皱褶的影像（箭头示）横过25牙根

三、下颌前部

下颌前部是指双侧下颌尖牙之间的区域。由于范围比较大，在一张根尖片上并不能同时显示双侧牙。在通常情况下，双侧的下颌中切牙和侧切牙可以显示在一张根尖片上，而双侧下颌尖牙需要另外拍摄。下颌前部根尖片中除了能够显示我们非常关心的牙冠、牙根、根尖孔、牙釉质、牙本质、根管、牙周间隙、骨硬板、牙槽骨（图3-25），有时还可以观察到营养管、颏棘、舌孔和颏窝的影像。

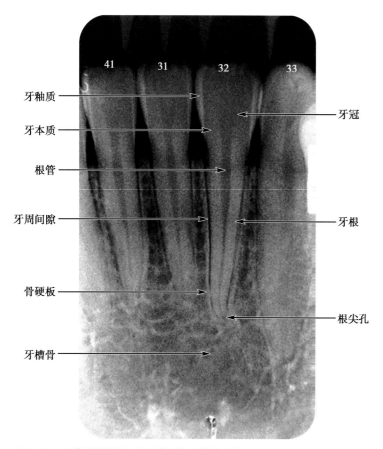

牙釉质

牙本质

根管

牙周间隙

骨硬板

牙槽骨

牙冠

牙根

根尖孔

图3-25 下颌前部根尖片及常见解剖结构图解

（一）下颌前牙牙根与根管结构

下颌前牙通常被描述为只有一个牙根和一个根管的单根牙、单根管牙。在根尖片上，牙髓腔通常显示为单一的牙根内由冠髓向根尖孔方向延伸的线条状密度均匀减低影。随着CBCT在临床中的广泛应用，有关下颌前牙牙根与根管解剖形态的研究也越来越多。现在有研究表明，下颌前牙多为单根，双根少见。在双根牙中，下颌尖牙的比率高于中切牙和侧切牙；Vertucci根管形态分类Ⅰ型，即单一根管从髓室延伸到根尖孔的比率分别为中切牙78.4%、侧切牙69.2%、尖牙91.1%。

（二）营养管

营养管是为牙提供营养的神经血管束，通常在重度牙周炎患者的根尖片中多见（图3-26）。在下颌前部根尖片中，营养管通常表现为向牙根方向走行、止于牙之间的低密度线条影。这一线条影的密度和宽度比较均匀一致，这是与骨折线鉴别的一个要点。临床中，应注意勿将营养管与骨折线混淆。

（三）颏棘

颏棘，位于下颌骨舌侧，近下颌骨中线处的上下两对骨性突起，为颏舌肌和颏舌骨肌的起点。这一结构在根尖片中表现多变，常为中切牙根尖区下方的不规则致密影（图3-27）。

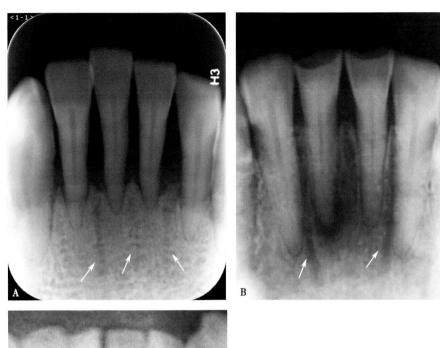

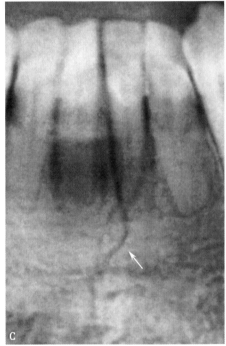

图 3-26　下颌前部根尖片中营养管与骨折线的影像（箭头示）

A. 重度牙周炎患者的根尖片中常见营养管影像；B. 下颌前牙根尖片中的营养管，形态较规则；C. 下颌前牙区的骨折线影像，走行不规则。

（四）舌孔

　　舌孔是下颌舌侧管在下颌骨舌侧的开孔，位于颏棘区域，通常为两个甚至更多。上孔包含来自舌动脉和神经的神经血管束，下孔内有舌下动脉或颏下动脉和舌神经。在根尖片上，舌孔通常表现为一个位于切牙根尖下方中线上的边界清晰的圆形透光孔（图 3-28）。

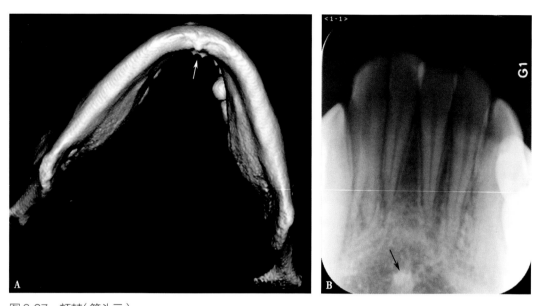

图 3-27 颏棘(箭头示)

A. CBCT 三维重建图像示颏棘为近下颌骨正中联合处的骨性突起;B. 下颌前牙根尖片中颏棘是一致密影像。

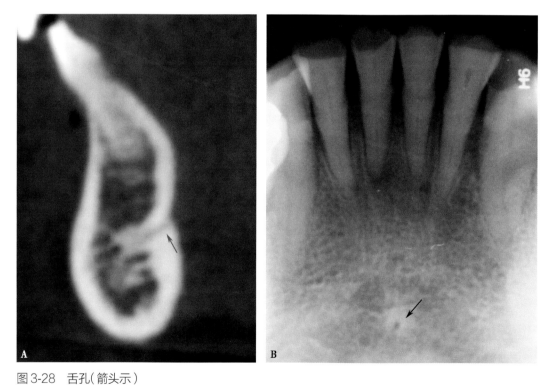

图 3-28 舌孔(箭头示)

A. CBCT 矢状位示舌孔是舌侧管在下颌骨舌侧的开口;B. 下颌前牙根尖片示舌孔为一个位于切牙根尖下方中线上的边界清晰的圆形透光孔。

（五）颏窝

在根尖片中，颏窝是下颌前部一个类圆形骨质密度减低区（图 3-29）。在实体解剖上，颏窝位于下颌切牙区，凹陷向内，骨质相对较薄，故 X 线较易穿透而形成密度减低区。应注意与根尖区颌骨病变相鉴别。

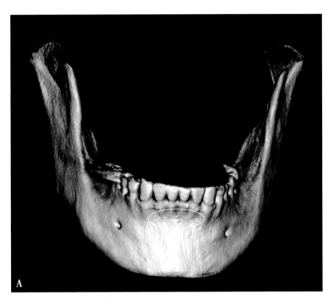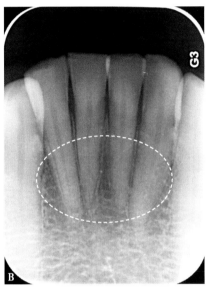

图 3-29　颏窝（虚线示）

A. 下颌骨三维重建图示颏窝为位于下颌切牙区的凹陷；B. 根尖片示颏窝为下颌前部一个类圆形骨质密度减低区。

四、下颌后部

下颌后部根尖片主要记录前磨牙和磨牙的影像。由于承载前磨牙和磨牙的下颌体部范围相对比较大，一张根尖片无法完全覆盖，所以一般情况下需要根据拍摄的目标牙位确定根尖片的位置，这样拍摄出来的根尖片中能观察到的正常解剖结构会略有不同。例如，前磨牙的根尖片中可能会看到颏孔的影像，但是在磨牙，特别是第二、第三磨牙的根尖片中很难看到，这主要是由于颏孔通常位于下颌第二前磨牙的下方或第一、第二前磨牙之间的下方。除了牙的解剖结构和周围的支持组织，下颌后部根尖片中有时可能会显示下颌管、颏孔、下颌体下缘、外斜线、内斜线和下颌下腺窝的影像（图 3-30）。

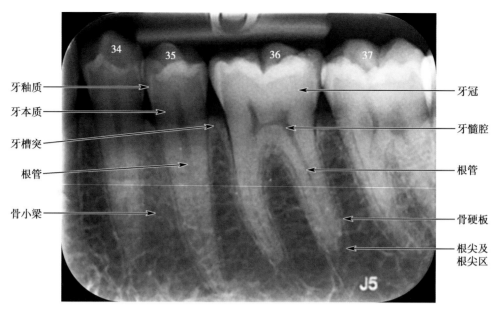

牙釉质
牙本质
牙槽突
根管
骨小梁

牙冠
牙髓腔
根管
骨硬板
根尖及
根尖区

图 3-30　左侧下颌后牙根尖片及常见解剖结构图解

（一）下颌管

下颌管是位于下颌骨骨松质内的管道，内含血管、神经；有细小的分支，也就是营养管，与磨牙和前磨牙的根尖相连通（图 3-31）。由于下颌管的管壁是由骨密质构成，所以在根尖片中下颌管呈现一致密线条包绕的密度均匀的低密度管影像。下颌管是下颌后部根尖片中一个重要的解剖结构，要注意观察。如果有下颌管增粗或管壁连续性中断和破坏，要考虑血管神经性病变的可能。

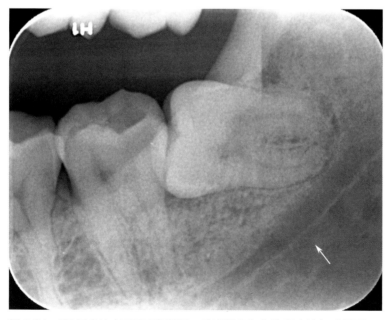

图 3-31　38 根尖片中可见下颌管呈一致密线条包绕的密度均匀减低影

（二）颏孔

颏孔是下颌管在下颌骨表面的开口，内有颏神经、血管通过。在根尖片中，成人颏孔多位于下颌第二前磨牙根尖下方，呈圆形低密度影像（图3-32）；也可位于下颌第一和第二前磨牙之间的下方。在第一恒磨牙萌出前，儿童的颏孔位于下颌第一乳磨牙的下方，距下颌体下缘较近。老年人或牙列缺失者，因牙槽突萎缩吸收，而颏孔位置相对上移。

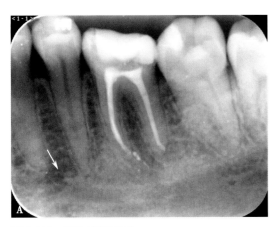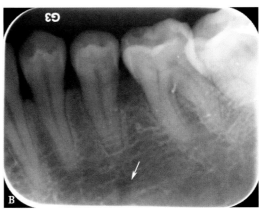

图3-32 颏孔（箭头示）

A. 根尖片示左侧下颌管的走行及颏孔开口于35根尖前上方；B. 大多数根尖片中颏孔仅显示为类圆形密度减低影。

由于投照角度的影响，颏孔的影像有时会与第一或第二前磨牙根尖相重叠，此时应与根尖周病变相鉴别（图3-33），鉴别要点是观察根尖区骨硬板和牙周膜的完整性。

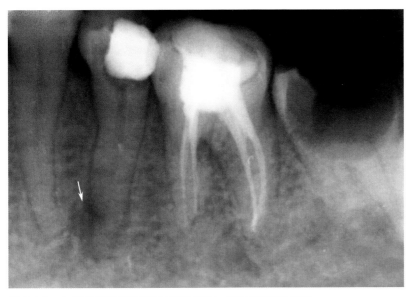

图3-33 左侧下颌骨颏孔影像（箭头示）与35牙根影像重叠

（三）下颌体下缘

下颌体下缘是下颌体部的最下端边界，由骨密质组成，是下颌骨骨质最致密处。在根尖片中，有时可以显示下颌体下缘，呈现密度和宽度均匀一致的条带状致密影像（图3-34）。

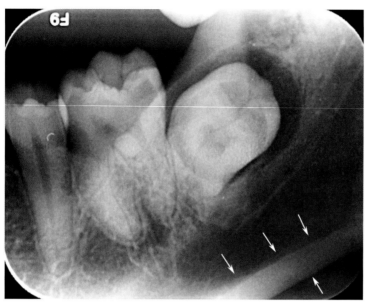

图3-34　下颌体下缘呈密度和宽度均匀一致的条带状致密影像（箭头示）

（四）外斜线

外斜线是从颏结节经颏孔之下斜向后上与下颌支前缘相连的骨嵴，在下颌后牙区的根尖片中显示为致密的影像（图3-35）。

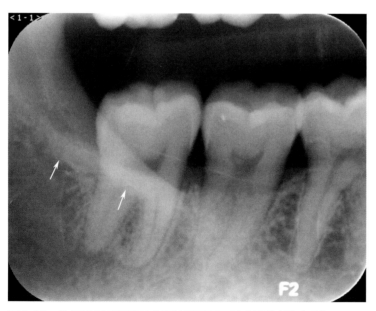

图3-35　外斜线在下颌第三磨牙位置呈现一致密影像（箭头示）

（五）内斜线

内斜线，又称下颌舌骨线，是位于下颌骨内侧面与外斜线相对应的骨嵴，起自下颏棘下方。在下颌后部根尖片中有时可以看到，呈致密的线条状影像（图3-36）。

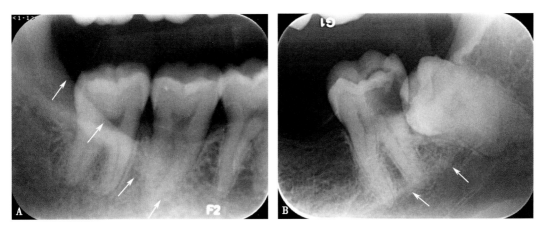

图3-36　内斜线为向下走行位于第一、第二恒磨牙根尖区或下方，下颌管上方的致密影像（箭头示）
A. 47、48 根尖片；B. 37、38 根尖片。

（六）下颌下腺窝

下颌下腺窝实质是下颌下腺在下颌体下方形成的压迹，位于内斜线的下方，与下颌下腺紧密相贴。由于骨质相对比较薄，在下颌后部根尖片中有时会看到根尖下方区域的密度减低影（图3-37），应注意与颌骨病变，例如囊肿鉴别。

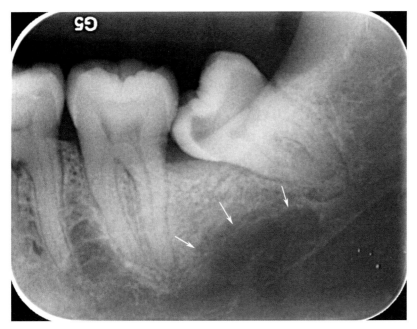

图3-37　下颌下腺窝是下颌下腺在下颌体下方形成的压迹，在下颌后部根尖片中有时会看到根尖下方区域的密度减低影（箭头示）

(七)下颌第一恒磨牙远中舌根

下颌第一恒磨牙的牙根一般为近、远中二根,远中根偶尔分为颊、舌两根。但是最新的研究表明,我国人群下颌第一恒磨牙远中根分为颊、舌二根的比例大约为26.98%~33.75%,多为双侧同时发生(图3-38)。

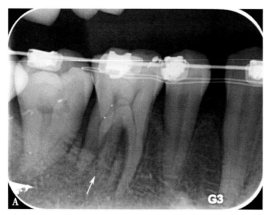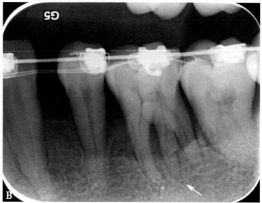

图3-38 下颌第一磨牙远中舌根(箭头示)
A. 46根尖片;B. 同一患者36根尖片。

五、牙槽突

牙槽突是上下颌骨中比较重要的解剖结构,是支持上下颌牙的骨性结构。牙槽突与牙的关系密切,互为依托,所以当牙缺失时,牙槽突也会相应萎缩,高度和宽度变小。牙槽突中与牙密切相关的解剖结构有牙槽间隔、骨硬板和骨小梁。

(一)牙槽间隔

牙槽间隔是指牙之间的骨性间隔,顶端通常称为牙槽嵴顶。在前牙区牙槽间隔的顶端通常为尖形,被覆骨密质,而后牙区的牙槽间隔顶端相对平坦,表面覆盖骨密质,在影像上表现为梯形(图3-39)。牙槽嵴顶的高度和骨密质的完整性是评价牙周炎病损程度的重要指标之一。正常情况下,根尖片中牙槽嵴顶至相邻牙的釉牙本质界的距离在1~2mm之间是正常的。

(二)骨硬板

骨硬板,是牙槽窝周缘的固有牙槽骨,骨质致密,在X线片上表现为围绕在牙周膜周围的白色线状影像(图3-40)。解剖上又称为硬骨板、固有牙槽骨等。骨硬板的完整性对疾病的诊断有特殊意义,在临床中应重点观察。

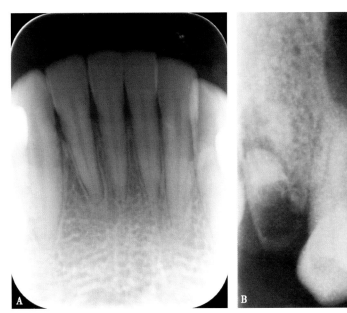
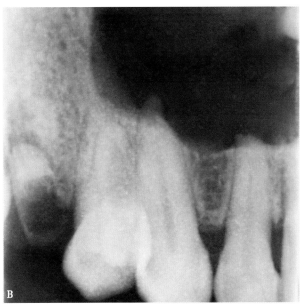

图 3-39 牙槽间隔

A. 根尖片中前牙区牙槽间隔的顶端呈尖形；B. 根尖片中后牙区牙槽间隔呈梯形。

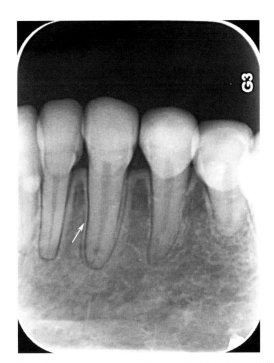

图 3-40 骨硬板是牙槽骨周缘的固有牙槽骨，X 线表现为围绕牙周膜的线条状致密影像（箭头示）

（三）骨小梁

骨小梁是骨松质内片状或线状骨质结构，由于其排列方向与方式与所受应力的大小和方向有关，所以在上颌骨和下颌骨、前部和后部的排列是不一样的。一般来说，下颌骨小梁骨间的间隙比上颌骨大，骨小梁粗糙；上颌骨的骨小梁则比较纤细。受咬合力的影响，上颌骨的骨小梁呈交织状，X线片显示为颗粒状影像；下颌骨骨松质少，骨小梁呈网状结构，后部牙根间骨小梁多呈水平状平行排列，骨髓腔呈三角形或大小不等的圆形低密度影（图3-41）。在临床中，有时可以看到骨髓腔非常宽大，为骨小梁稀疏（图3-42），应注意与病变相鉴别。

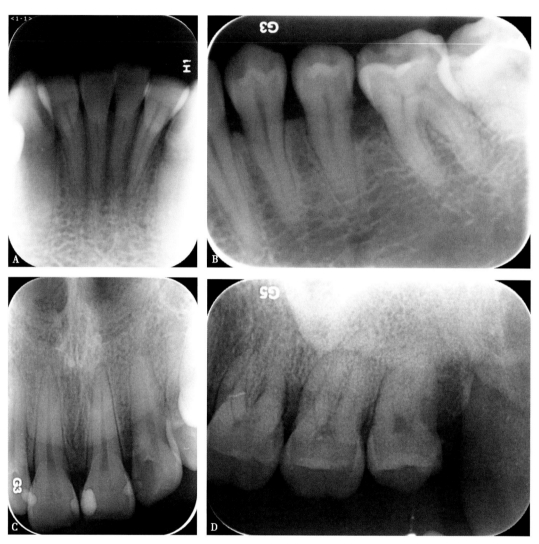

图3-41　根尖片中的骨小梁
A. 下颌骨前牙区；B. 下颌骨后牙区；C. 上颌骨前牙区；D. 上颌骨后牙区。下颌骨骨小梁间隙比较大，上颌骨的骨小梁则比较纤细。受咬合力的影响，下颌骨后部牙根间骨小梁多呈水平状平行排列，上颌骨的骨小梁显示为颗粒状影像。

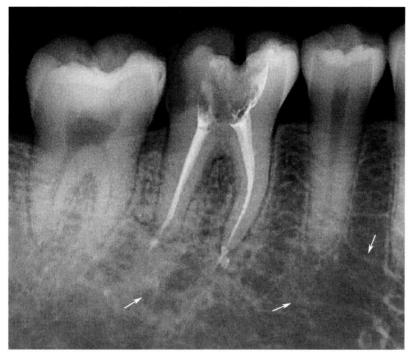

图 3-42　有时可见骨小梁间隙粗大、稀疏（箭头示）

第二节　殆翼片的解剖结构

　　殆翼片可以同时显示上下颌前磨牙和磨牙的牙冠与部分牙槽突的影像，主要用于诊断临床中不易探查到的上下颌前磨牙和磨牙的早期邻面龋，也可用于评估牙槽骨的吸收情况。由于上下颌的磨牙、前磨牙区范围相对比较大，一般建议成人每侧拍摄两张殆翼片，即一张前磨牙殆翼片，一张磨牙殆翼片。前磨牙殆翼片向前包括尖牙的远中部分，磨牙的殆翼片应向后超出最后磨牙的远中 1～2mm 以保证目标牙位全部在殆翼片内。殆翼片拍摄时，应注意不要重叠牙齿的邻面影像。殆翼片中的正常解剖结构有上下颌牙的牙冠、部分牙根和牙槽嵴顶，以及牙釉质、牙本质和牙髓腔的影像（图 3-43）。这和根尖片中的影像是一致的，唯一不同的是牙根下部及周围支持组织的结构没有显示（包括在投照范围内）。乳牙的殆翼片中可以看到相应牙胚的影像（图 3-44）。

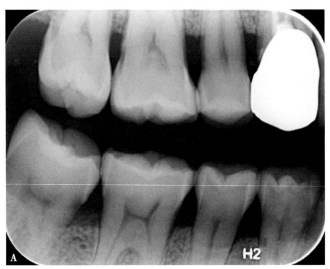
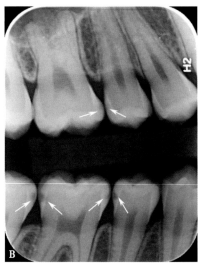

图 3-43 𬌗翼片

A. 右侧后牙区𬌗翼片；B. 𬌗翼片中的邻面龋（箭头示）。

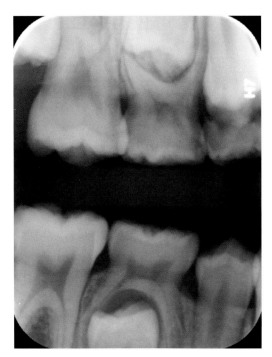

图 3-44 乳牙𬌗翼片

可以看到右侧第二乳磨牙下方的恒牙胚，14 的萌出致 54 牙根已全部吸收。

（李　刚）

参 考 文 献

[1] ZHANG Y Q，YAN X B，MENG Y，et al. Morphologic analysis of maxillary sinus floor and its correlation to molar roots using cone beam computed tomography. Chin J Dent Res，2019，22（1）：29-36.

[2] 皮昕. 口腔解剖生理学. 6版. 北京：人民卫生出版社，2007.

[3] 马绪臣. 口腔颌面医学影像学. 2版. 北京：北京大学医学出版社，2014.

[4] WHITE S C，PHAROAH M J. Oral radiology：principles and interpretation. 7th ed.St. Louis：Elsevier Mosby，2013.

[5] 刘锐，杜菡，李刚. 北京地区人群下颌第一恒磨牙远中舌根发生率和根管弯曲度的CBCT研究. 北京口腔医学，2022，30（2）：111-114.

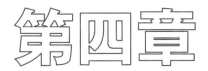

第四章

口内𬌗片的解剖结构

口内𬌗片是比根尖片及𬌗翼片显示范围更大的口内X线片。成人通常使用4号（5.7cm×7.6cm）牙科胶片或影像板（乳牙列期儿童可使用2号）放置于被照牙列𬌗面上，由患者轻咬固定胶片或影像板，因而称为𬌗片。口内𬌗片可显示牙、颌骨、腭部及口底影像。口内𬌗片常与根尖片联合用于异物或病变的三维定位。由于口内𬌗片能够显示较大范围的牙颌骨影像，且存在解剖结构重叠，所以要求口腔医师除了掌握牙及牙槽骨解剖及变异，还需要熟悉颌面部的解剖结构及变异，包括上颌骨、下颌骨、鼻腔、鼻中隔和鼻泪管。认读𬌗片时，口腔医师需要能正确识别并全面评估整个𬌗片中所有解剖结构及变异，以避免误诊、误判。

口内𬌗片主要包括以下五种片位：上颌前部𬌗片、上颌前部横断𬌗片、上颌单侧𬌗片、下颌前部𬌗片、下颌横断𬌗片。

口内𬌗片主要用于但不限于以下临床情形：①多生牙、埋伏牙、阻生牙、拔牙术后残根定位；②颌骨或口底异物及下颌下腺导管结石探查和定位；③牙槽突裂、腭裂评估；④上颌扩弓正畸患者腭中缝变化情况评估或监测；⑤评估上颌窦前壁、内侧壁、后壁骨质的连续性；⑥评估颌骨、硬腭和口底病变范围及骨质破坏情况；⑦显示上下颌骨骨折位置及错位情况；⑧张口受限难以拍摄根尖片的患者评估。目前，由于CBCT的普及，以上许多检查任务由CBCT取代，口内𬌗片的临床应用逐渐减少。

一、上颌前部𬌗片

上颌前部𬌗片可以在一张片子上显示上颌牙、硬腭及鼻腔，具体包括前鼻棘、上颌前牙、切牙孔、腭中缝、鼻中隔、鼻腔、双侧上颌窦前下份、骨性鼻泪管等解剖结构（图4-1），通常用于定位上颌前部多生牙。

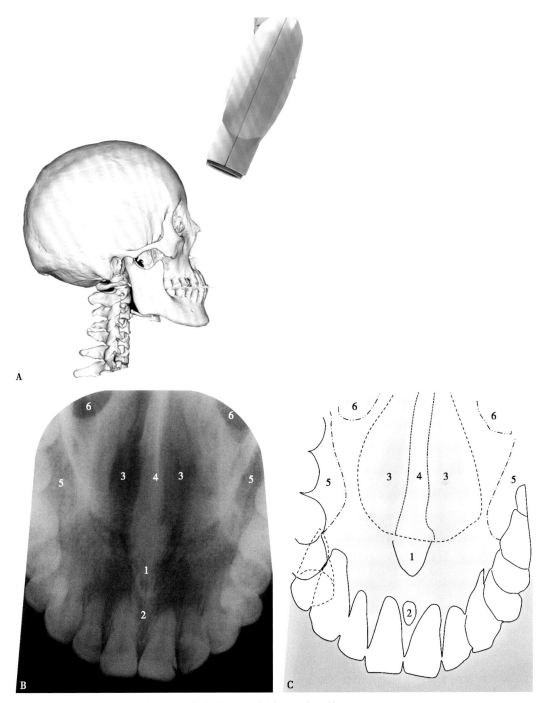

1. 前鼻棘；2. 切牙孔；3. 鼻腔；4. 鼻中隔；5. 上颌窦；6. 鼻泪管。

图 4-1　上颌前部𬌗片

A. 投照示意图示影像板与地面平行，X 线中心线与地面或影像板成 65° 角，X 线中心线入射点为鼻根点稍下方的鼻梁部（或鼻骨与鼻软骨交界处），从侧面看，X 线中心线经过上颌第一磨牙；B. 解剖结构图解；C. 模式图。

1. 切牙孔、切牙管 切牙孔又称腭前孔，位于上颌骨腭突腭中缝前端、上颌中切牙腭侧，为切牙管口腔侧开口。在上颌前部拾片上，切牙孔显示为双侧上颌中切牙之间边界清楚或边界不清、形态多样的低密度影（图4-2）；切牙孔形态多样，大致分为圆形、椭圆形、泪滴形和不规则形。切牙管为切牙孔与鼻底之间的稍低密度管状结构，边缘为线状致密骨皮质；有时，切牙管影像比切牙孔更清晰（图4-2）。

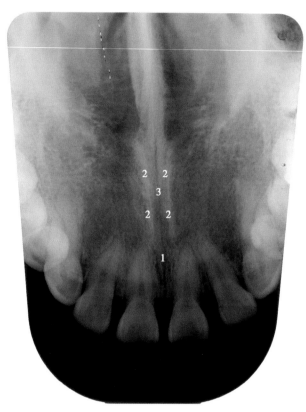

1. 切牙孔；2. 切牙管壁；3. 切牙管。

图4-2　上颌前部拾片——切牙孔及切牙管

2. 腭中缝 腭中缝为双侧上颌骨腭突在中线处相接形成的缝，出生后随生长发育逐渐融合。在上颌前部拾片上，腭中缝位于上颌双侧中切牙之间，自牙槽嵴顶经切牙孔向后延伸，显示为低密度线条状影，其两侧有两条靠近的线状高密度影，为双侧上颌骨腭突的骨皮质边缘（图4-3）。

3. 前鼻棘 前鼻棘（anterior nasal spine，ANS）是上颌骨前部的一个突出且具有重要临床意义的骨性结构。前鼻棘是鼻嵴在向前方延伸进入鼻前庭的过程中，鼻嵴与犁骨、鼻中隔软骨附着基底连接而形成的一个尖锐骨性突起。在上颌前部拾片上，梨状孔下缘正中前方的突向中切牙根尖的三角形高密度结构即为前鼻棘（图4-4）。

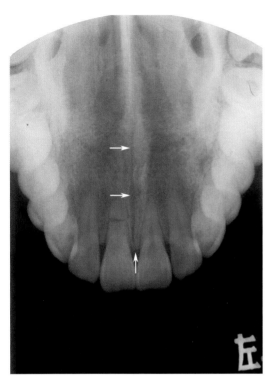

图 4-3　上颌前部殆片——腭中缝（箭头示）

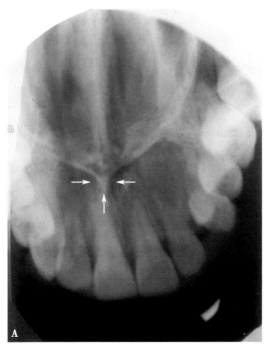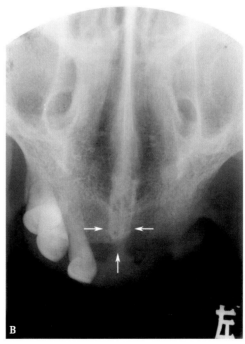

图 4-4　上颌前部殆片——前鼻棘（箭头示）

A、B. 解剖结构图解。

4. 梨状孔、鼻中隔、鼻腔　骨性鼻腔的前部开口为梨状孔,位于面颅中份。在上颌前部殆片上,梨状孔位于上颌前牙根尖上方,为大致呈圆三角形的低密度区;边缘为高密度硬化边缘,即鼻腔侧壁及鼻底;中间由骨性鼻中隔将其分为左右两半(图4-1～图4-8)。骨性鼻中隔由筛骨垂直板和犁骨组成。在上颌前部殆片上,鼻中隔显示为梨状孔中间竖直的带状骨性致密影。在鼻中隔的两侧各可见一狭长的低密度透射区,即为鼻腔影像。

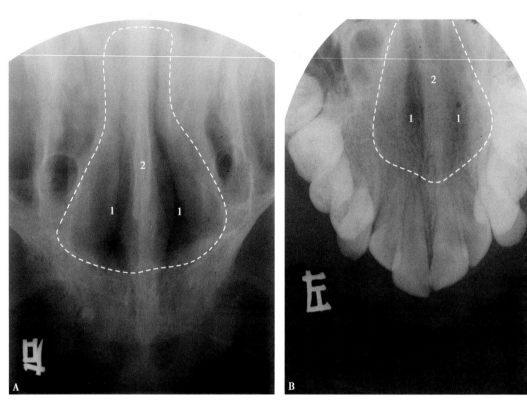

1. 鼻腔;2. 鼻中隔;虚线范围示梨状孔。
图4-5　上颌前部殆片——梨状孔、鼻中隔及鼻腔
A、B. 解剖结构图解。

5. 上颌窦　上颌窦为上颌骨体内的锥体形空腔,左右各一,可分为一底、一尖,以及前、后、上三壁。上颌窦形态、体积变异较大,甚至同一个体双侧也不一定对称。上颌前部殆片仅可显示双侧上颌窦前下份,表现为梨状孔外侧有线状高密度影边缘和边界清楚的低密度区(见图4-1,图4-6,图4-7)。

6. 颧牙槽嵴　颧牙槽嵴为颧突向下延伸至牙槽突形成的骨嵴,是上颌骨体后面与前面在外侧的移行部,参与构成颧突支柱。临床上成年人的颧牙槽嵴多位于上颌第一磨牙与第二磨牙的上方,青少年的颧牙槽嵴多位于上颌第二前磨牙与第一磨牙根尖区上方(见图4-7)。

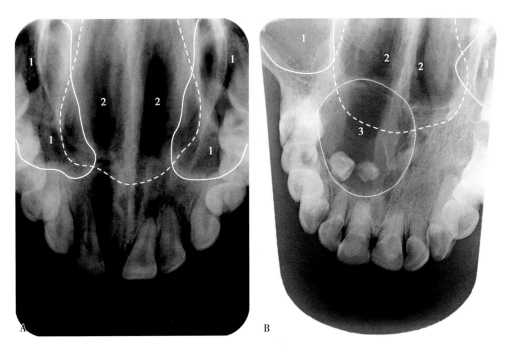

1. 上颌窦；2. 鼻腔；3. 上颌骨囊肿；虚线范围示梨状孔。

图 4-6　上颌前部殆片——上颌窦

A. 双侧上颌窦影像与鼻腔影像部分重叠，上颌窦向近中延伸至尖牙区；B. 梨状孔外侧有边界清楚的低密度区，即上颌窦前下份影像，本片亦可见一上颌骨囊肿，囊肿内可见 2 颗未萌多生牙。

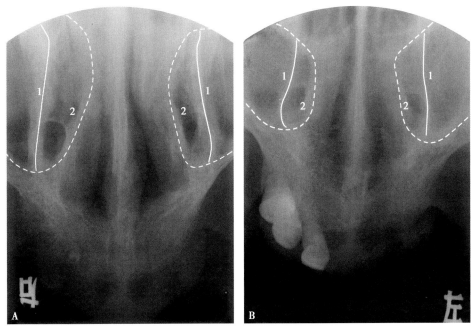

1. 实线示颧牙槽嵴；2. 虚线范围示上颌窦。

图 4-7　上颌前部殆片——颧牙槽嵴

A、B. 上颌窦内的高密度线状影像即为颧牙槽嵴，后者将上颌窦分为前、后两部分。

7. 骨性鼻泪管　骨性鼻泪管由眼眶内侧壁前下方的泪囊窝直达下鼻道顶,其外、前、内骨壁由上颌骨额突构成,为较为坚硬的密质骨板;后壁由泪骨及下鼻甲泪突构成,明显比内骨壁薄弱。在上颌前部殆片上,骨性鼻泪管大致位于上颌窦内壁或上颌窦前壁、内壁夹角处,为边界清晰的椭圆形低密度影(见图4-8)。

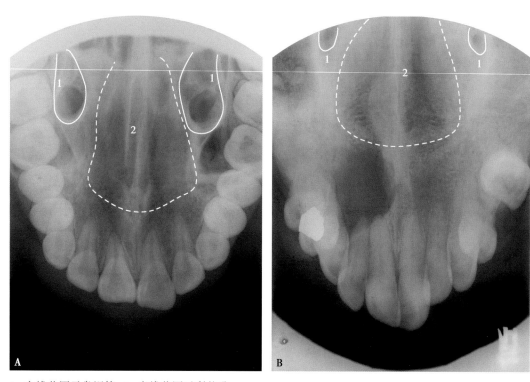

1. 实线范围示鼻泪管;2. 虚线范围示梨状孔。

图4-8　上颌前部殆片——鼻泪管

A、B. 上颌窦内壁的类椭圆形低密度区为鼻泪管影像。

二、上颌前部横断殆片

上颌前部横断殆片显示上颌牙列冠根方向重叠影像,主要用于埋伏牙、异物等的定位(图4-9)。如埋伏牙或异物影像位于牙列唇(腭)侧,则埋伏牙或异物位于相应牙列的唇(腭)侧。

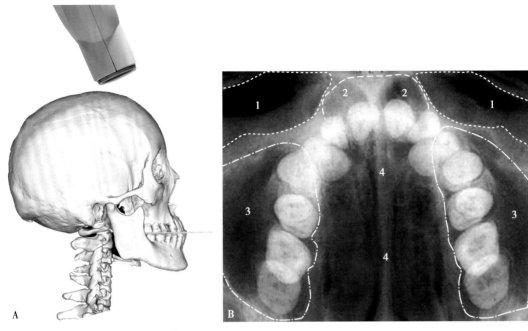

1. 眶部；2. 鼻腔；3. 上颌窦；4. 鼻中隔。

图 4-9　上颌前部横断𬌗片

A. 投照示意图示𬌗片影像板与地面平行，X 线中心线方向与上颌前牙牙体长轴平行；B. 解剖结构图解。

三、上颌单侧𬌗片

　　上颌单侧𬌗片分为左侧和右侧。此片能显示被检查侧上颌牙列、牙槽突、硬腭、上颌窦外下份，以及重叠于磨牙牙根的上颌骨颧突影像（图 4-10）。该片常用于观察一侧上颌骨后部骨质变化的情况；拔除上颌磨牙时，牙根被误推入上颌窦内，也可以使用此片定位断根位置。

　　上颌中切牙根尖上方可见由两条高密度线状影围成的低密度影像，即切牙管影像。被照侧上颌磨牙的颊根与牙冠重叠，因而颊根不能显示。上颌窦位于磨牙区，由于投照时 X 线中心线自上颌窦前壁穿入到达胶片或影像板，因此仅能显示上颌窦底部。上颌窦影像内常有三角形的致密分隔，此为颧牙槽嵴的投影。此外，同侧鼻腔影像与上颌窦影像部分重叠。有时，骨性鼻泪管影像亦可显示。

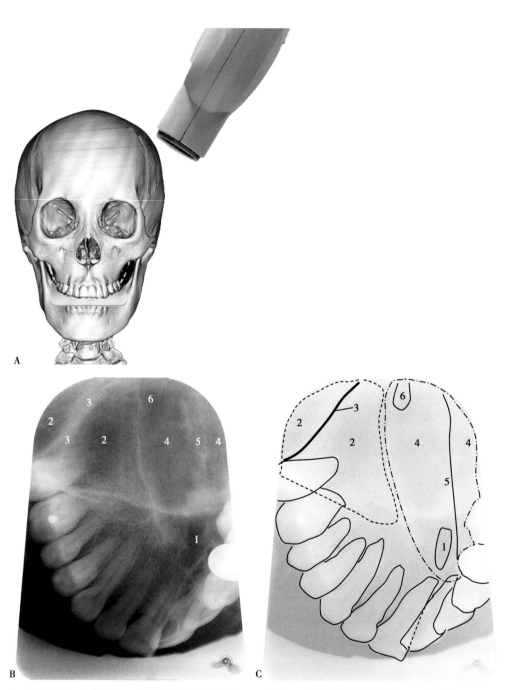

A

B

C

1. 切牙管；2. 上颌窦；3. 颧牙槽嵴（粗实线示）；4. 鼻腔；5. 鼻中隔（细实线示）；6. 鼻泪管。

图 4-10　上颌右侧殆片

A. 投照示意图示影像板与地面平行，X 线中心线与影像板成 60°垂直角，X 线中心线水平角与前磨牙邻面平行，从眼外眦下方约 2cm 处入射；B. 解剖结构图解；C. 模式图。

四、下颌前部殆片

下颌前部或前下颌通常是指双侧尖牙区之间的下颌骨部分。一张下颌前部殆片即可显示所有下颌前部结构,包括颏部、下颌体下缘、颏棘、颏嵴、下颌前牙(图4-11)。颏部是指下颌骨最前下部分,也是头颅最前突的骨性部分。颏部是常见的自体骨移植取骨部位,也是颏成形术和下颌骨骨折接骨术的常见部位。

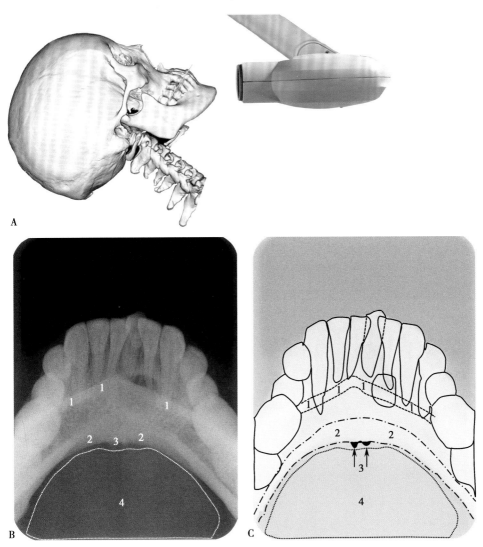

1. 颏嵴;2. 下颌体下缘;3. 颏棘;4. 舌前部;实线范围示颌骨低密度病变。

图4-11 下颌前部殆片

A. 投照示意图示影像板与地面成55°角,X线中心线以0°角对准颏部中线,由颏顶点入射;B、C. 解剖结构图解(B)、模式图(C)示32根尖区颌骨内一类圆形密度减低影。

1. **下颌骨正中联合** 位于颏部中央的纤维骨性融合称为下颌骨正中联合。Goodday等学者将正中联合定义为双侧下颌尖牙远中假想垂线的近中下颌骨部分。

2. 颏结节　位于下颌体下缘前方（或唇侧）的左、右两个颏部隆起称为颏结节（图4-12）。

3. 颏棘　位于下颌骨颏部舌侧的骨性突起称为颏棘。下颌骨颏部舌侧可见左上、左下、右上、右下四个颏棘（图4-13）。上、下颏棘分别为颏舌肌和颏舌骨肌的附着点。颏棘位置和大小存在个体差异（图4-14）。

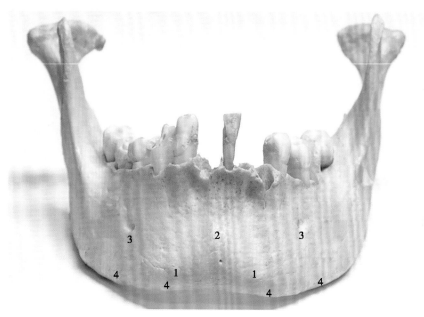

1. 颏结节；2. 下颌骨正中联合；3. 颏孔；4. 下颌体下缘。

图4-12　下颌骨前部解剖（下颌骨前面观）

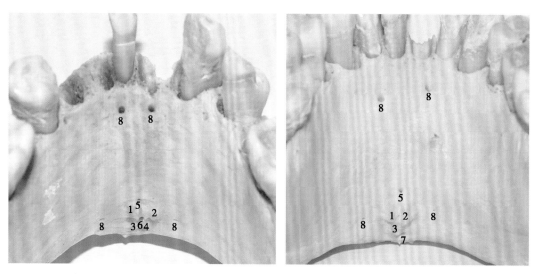

1～4. 左上、右上、左下和右下颏棘；5～7. 上、中和下中舌侧孔；8. 侧舌侧孔。

图4-13　下颌骨前部解剖（下颌骨后面观）

4. 舌侧孔 舌侧孔根据其在下颌骨舌侧面的位置分为中舌侧孔和侧舌侧孔。中舌侧孔是指位于下颌骨舌侧解剖中线上的舌侧孔,紧邻颏棘;侧舌侧孔是指位于中线以外的其他舌侧孔。中舌侧孔最常见。根据其与上、下颏棘的垂直向相对位置关系,中舌侧孔分为上、中和下舌侧孔(图 4-13)。当 X 线中心线方向与中舌侧孔长轴方向不平行时,中舌侧孔在下颌前部殆片中一般不显示,但其在 CBCT 影像中并不少见。近年来,随着下颌骨前部种植体植入后出现口底严重或致命出血病例的报道出现,下颌舌侧孔的重要性开始受到重视。

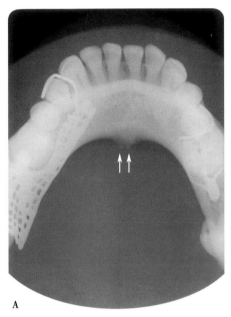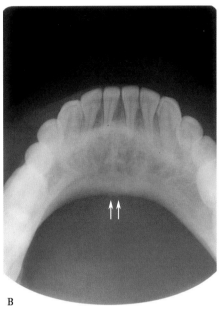

图 4-14 下颌前部殆片——颏棘
A. 颏棘明显;B. 颏棘不明显。

五、下颌横断殆片

1. 下颌骨颏部及下颌体部 当牙列完整时,牙、牙槽突及牙槽基骨影像重叠,下颌管显示不清(图 4-15,图 4-16)。下颌骨颏部和下颌体部唇(颊)、舌侧皮质骨板是下颌横断殆片的重要观察内容。要注意观察唇(颊)、舌侧皮质骨板的厚薄、连续性、外形轮廓。下颌骨皮质骨板厚度变异较大;下颌唇(颊)侧皮质骨板厚度范围为 0.13~5.83mm;下颌舌侧皮质骨板厚度范围为 1.02~5.20mm。颏部舌侧皮质骨板表面、下颌骨中线旁可见颏棘(见图 4-15,图 4-16)。下颌第一或第二前磨牙区对应下颌体部颊侧皮质骨板内侧可见扁椭圆形或不规则形低密度区;低密度区表面为骨皮质边缘,边界清楚;此低密度孔状结构即为颏孔(见图 4-15B)。有时,颏孔因与前磨牙牙冠影像重叠而显示不清(见图 4-16)。磨牙后区及下颌支一般无法显示。

对于牙列缺失的下颌骨,由于不存在牙与下颌骨的影像重叠,下颌管影像可以显示(图 4-17)。牙槽突、唇(颊)舌侧皮质骨板显示更加清晰。

2. 牙列 对于覆𬌗、覆盖正常，排列基本整齐的牙列，因其与牙槽突及牙槽基骨影像重叠，故仅可显示下颌牙（37—47）牙冠横断面轮廓影像（见图4-15，图4-16）；不显示或仅部分显示下颌第三磨牙（见图4-15，图4-16，图4-18）。如需要更加充分地显示下颌第三磨牙，需要拍摄单侧下颌横断𬌗片，后者亦可较好地显示阻生牙在颊舌向上的位置关系（图4-19）。

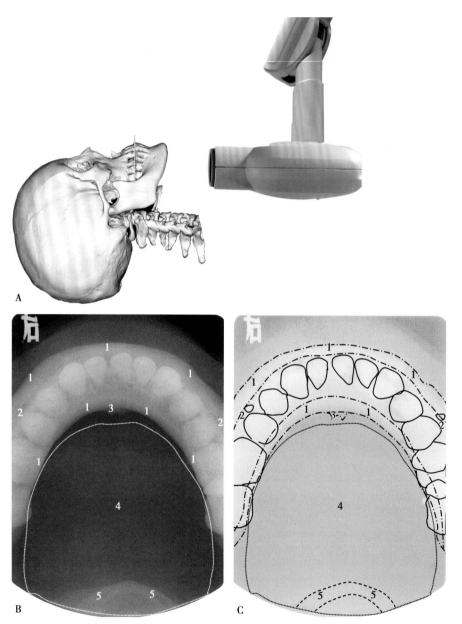

1. 下颌骨颊、舌侧皮质骨板；2. 颏孔；3. 颏棘；4. 舌；5. 舌骨。

图4-15 下颌横断𬌗片

A. 投照示意图示听鼻线（外耳道中心与鼻翼下缘连线）或影像板与地面垂直，X线中心线垂直影像板并通过双侧下颌第一磨牙连线中点入射；B. 解剖结构图解；C. 模式图。

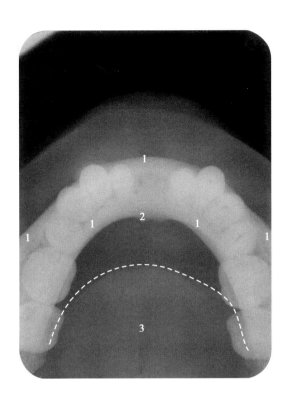

1. 下颌骨颊、舌侧皮质骨板；2. 颏棘；
3. 舌前部（虚线范围示）。

图4-16　下颌横断𬌗片——颏孔显示不清

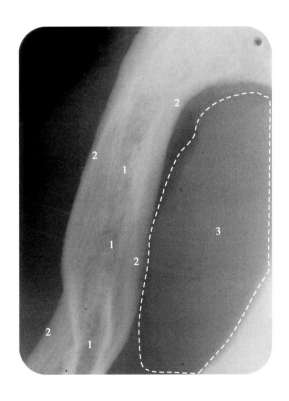

1. 右侧下颌管；2. 颊、舌侧皮质骨板；
3. 舌部右侧（虚线范围示）。

图4-17　无牙颌右侧下颌横断𬌗片

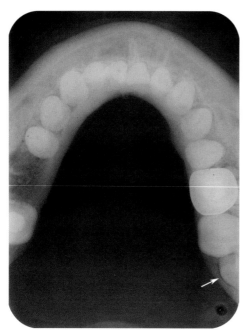

图 4-18　下颌横断殆片——38 部分显示（箭头示）

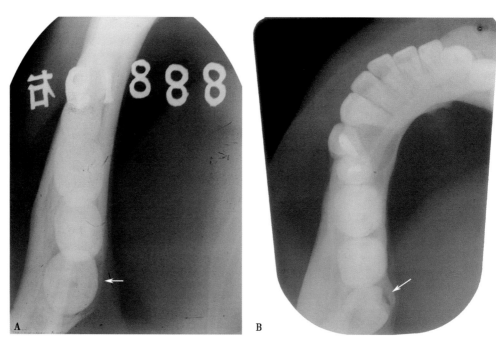

图 4-19　右侧下颌横断殆片

A. 48 呈垂直位,牙冠与牙根完全重叠；B. 48 呈近中舌向阻生。

　　3. 口底　口底是指位于口腔内、舌下方的水平向排列的 U 形间隙,即口腔的下界。口底主要包括下颌舌骨肌、颏舌骨肌、舌下腺、下颌下腺深叶、从下颌骨延伸至舌体的舌侧黏膜,以及下颌下腺导管和供养血管。这些口底结构均为软组织,在下颌横断殆片上不显影。当照射时间减半时,可以显示舌的轮廓(见图4-11,图4-14~图4-19),也可以显示口底区的异常影像,比如下颌下腺导管走行区的阳性结石。

4.舌骨 舌骨有时可以显示在下颌横断殆片中(见图4-15)。

(郭小龙 许来青 李 刚)

参 考 文 献

[1] PASLER F A. Color atlas of dental medicine:radiology. Stuttgart:Georg Thieme Verlag,1993.

[2] PASLER F A,VISSER H. Pocket atlas of dental radiology. Stuttgart:Georg Thieme Verlag,2007.

[3] VON ARX T,LOZANOFF S. Clinical oral anatomy:a comprehensive review for dental practitioners and researchers. Cham:Springer International Publishing AG,2017.

[4] MALLYA S M,LAM E W N. White and Pharoah's oral radiology:principles and interpretation. 8th ed.St. Louis:Elsevier,2019.

[5] 张祖燕. 口腔颌面医学影像诊断学. 7版. 北京:人民卫生出版社,2020.

[6] 马绪臣. 口腔颌面医学影像学. 2版. 北京:北京大学医学出版社,2014.

[7] 王照五,许来青,曹均凯. 口腔颌面影像技术与诊断. 北京:科学出版社,2019.

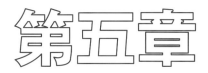

曲面体层片的解剖结构

曲面体层片（panoramic radiograph），俗称全景片，可以同时展示包括上下颌颌骨、牙及其周围解剖结构的影像。成像原理为X线源和图像接收器围绕患者头部旋转并产生弯曲的焦点槽（focal trough），因位于焦点槽以内的组织结构可以清晰地显示在曲面体层片上，而位于焦点槽前后的组织结构则在曲面体层片上显示不清，故焦点槽以内的区域称为体层域。曲面体层片在临床上一般用于评估广泛的牙或颌骨病变、上下颌骨多发病变、创伤，尤其是下颌骨骨折、第三磨牙的位置、牙发育和萌出情况（特别是在混合牙列中）、颞下颌关节病变和发育异常等。曲面体层片的主要缺点是一些图像上的不相等放大率和几何失真。此外，图像不能显示类似于根尖片上的精细解剖细节。有时，重叠结构（例如颈椎）的存在还可能掩盖牙源性病变，尤其是在切牙区域。临床上重要的组织结构也可能会位于体层域外而出现扭曲或根本无法显示的情况。因此，详细了解曲面体层片中正常及变异组织结构的图像及相关伪影，对正确诊断疾病尤为重要。

由于X线源和影像接收器的旋转特性，X线束在每个曝光周期中会2次摄取某些解剖结构，因此根据物体的位置，可以投射出如下三种不同类型的图像。

1. 真实图像　位于旋转中心和影像接收器之间的物体形成真实图像。在此区域内，位于体层域内的物体投射出相对清晰的图像，而远离体层域的物体则投射出相对模糊的图像。

2. 双重图像　位于旋转中心后方，被X线束截获2次的物体形成双重影像。这个区域包括舌骨、会厌软骨和颈椎。

3. 伪影　在曲面体层片上，由于X线束向上倾斜，在真实解剖位置的另一侧和更高的水平上出现了伪影。当物体位于体层域外且靠近X线源时，伪影就会模糊并显著放大。舌骨和颈椎也可形成下颌前牙区域成像时的伪影图像。此外,金属配件,如耳环、项链、发夹等,表现为高密度的模糊图像,可能掩盖解剖结构细节,或与病理改变相混淆。

第一节　正常解剖结构

1. 牙　曲面体层片可以同时显示上下颌牙及牙槽骨,可用于评估多牙的龋坏、牙周情况,智齿与周围解剖结构的相对关系,以及乳牙列和混合牙列中牙的发育和替换,是否存在多生牙及牙瘤等(图5-1～图5-4)。

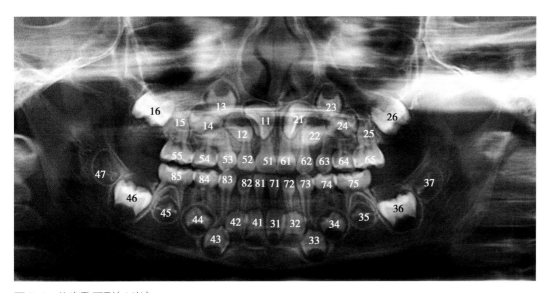

图 5-1　儿童乳牙列(4岁)

2. 上颌骨、颧骨及邻近解剖结构　曲面体层片上可以看到的上颌骨及邻近解剖结构,包括眶下缘、眶下管、翼外板前缘、翼外板、颧弓下缘、上颌骨颧突、上颌结节、上颌窦、鼻腔外侧壁(上颌窦内侧壁)、前鼻棘、鼻中隔、硬腭、软腭、下鼻甲、颈椎间隙等(图5-5～图5-11)。

(1)上颌窦:鼻窦中容积最大且与牙根关系密切者。上颌窦形状像一个三边金字塔,底部是靠近鼻腔的内侧壁,顶端横向延伸到上颌骨的颧突。上颌窦三个侧面的作用包括:①形成眶底的上壁;②前壁延伸到前磨牙上方;③后壁凸出在磨牙和上颌结节之上(见图5-5～图5-7)。

(2)前鼻棘:位于上颌骨中线、牙槽嵴上方约1.5～2.0cm,通常位于或略低于鼻中隔下端与鼻孔下轮廓的交界处,呈高密度影像,通常呈V形(见图5-6)。

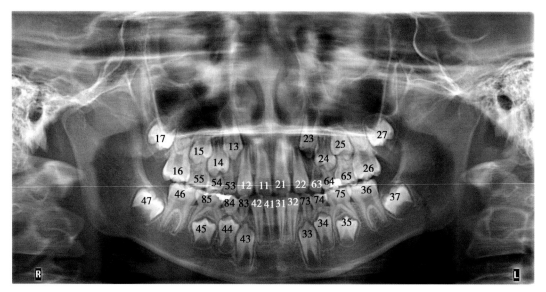

图 5-2 儿童混合牙列（8 岁）

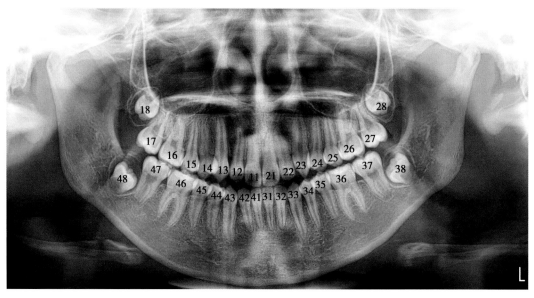

图 5-3 儿童恒牙列（13 岁）

（3）翼外板：在曲面体层片中，翼外板的影像通常位于上颌窦后壁的后方与喙突影像重叠，呈外展的喇叭状（见图 5-7，图 5-9，图 5-10）。

（4）翼腭窝：位于颞下窝前内侧，上颌骨（或者说是上颌窦后壁）与翼突之间，为一狭窄的骨性间隙，前界为上颌骨，后界为翼突及蝶骨大翼的前界，顶为蝶骨体下面，内侧壁为腭骨的垂直部。曲面体层片上呈倒泪滴状（见图 5-10）。

（5）颈椎间隙：一般为位于上颌前牙区牙根根尖部的外"八"字形状的低密度影像，为颈椎中寰椎与枢椎之间的椎间隙，通常易误认为根尖周病变（见图 5-8，图 5-9，图 5-11）。

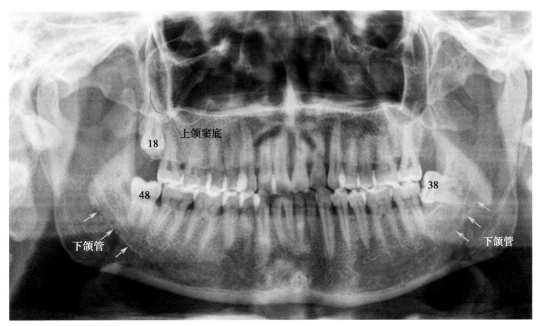

图5-4　成人恒牙列

曲面体层片示 18、38、48 阻生，上下颌智齿与邻近解剖结构上颌窦（实线范围示）、下颌管（箭头示）的位置关系。

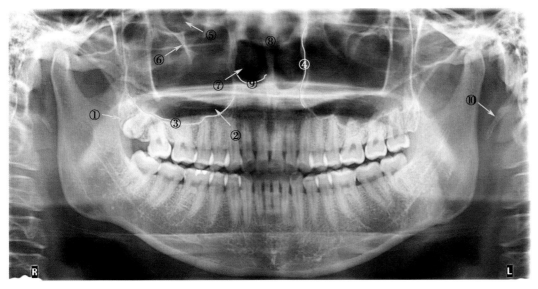

①上颌结节；②上颌窦；③上颌窦底壁；④上颌窦内侧壁/鼻腔外侧壁；⑤眼眶；⑥眶下管；⑦鼻腔；⑧鼻中隔；⑨鼻底；⑩茎突。

图5-5　上颌骨、颧骨及邻近解剖结构（一）

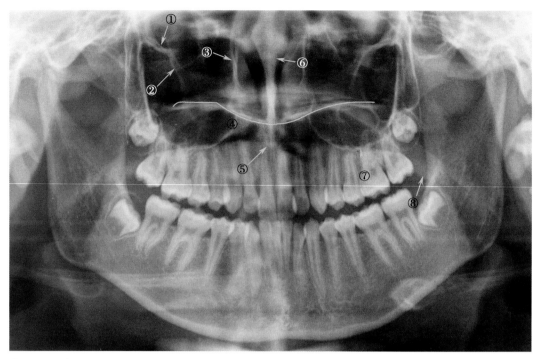

①眶下缘；②眶下管；③上颌窦内侧壁 / 鼻腔外侧壁；④硬腭；⑤前鼻棘；⑥鼻中隔；⑦上颌窦底壁；⑧软腭。

图5-6　上颌骨、颧骨及邻近解剖结构（二）

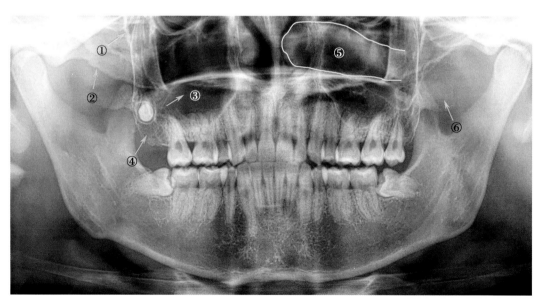

①翼外板前缘；②颧弓下缘；③上颌窦；④上颌结节；⑤下鼻甲；⑥翼外板。

图5-7　上颌骨、颧骨及邻近解剖结构（三）

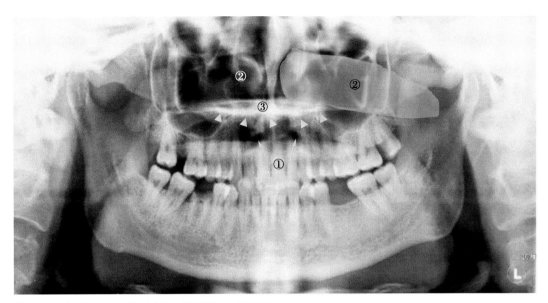

①颈椎间隙（箭头示）；②下鼻甲；③硬腭（三角形示）。

图5-8　上颌骨、颧骨及邻近解剖结构（四）

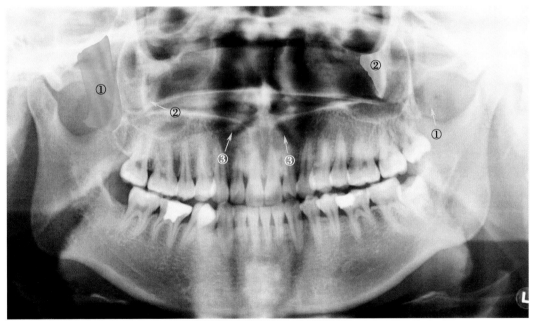

①翼外板；②上颌骨颧突；③颈椎间隙。

图5-9　上颌骨、颧骨及邻近解剖结构（五）

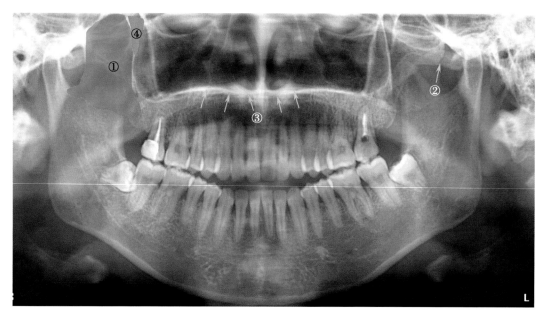

①翼外板；②颧弓；③硬腭；④翼腭窝。

图 5-10　上颌骨、颧骨及邻近解剖结构（六）

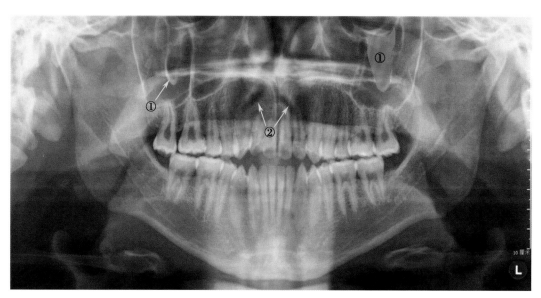

①上颌骨颧突；②颈椎间隙。

图 5-11　上颌骨、颧骨及邻近解剖结构（七）

　　3.下颌骨及邻近解剖结构　曲面体层片上可以看到的下颌骨及邻近解剖结构包括髁突、关节结节、下颌切迹、下颌支前缘、下颌支后缘、茎突、气道、乳突小房、外耳道、下颌角、外斜线、下颌管、颏孔、下颌下腺窝、舌背、舌根、舌背与软硬腭之间气腔影、耳垂、舌骨、会厌软骨、颈椎等（图 5-12～图 5-16）。

（1）颏孔：颏孔的成像密度不同，其边界的形状和清晰度也不同。它可能为圆形、长圆形、裂隙状，或非常不规则。颏孔位于外斜线上方，下颌第二前磨牙或第一、第二前磨牙之间的下方，下颌体上、下缘之间略偏上方处，其内有颏神经、血管通过。儿童在第一恒磨牙萌出前，颏孔位于下颌第一乳磨牙的下方，距下颌体下缘较近（见图5-12）。

（2）下颌管：下颌管为下颌骨骨松质间的骨密质管道，其内有下牙槽神经分支及血管穿行，通常与第三磨牙根尖相距较近，拔牙时应避免损伤下颌管内神经。下颌神经进入下颌管后为下牙槽神经。下牙槽神经向前在颏孔处分为颏神经和切牙神经分支（见图5-12，图5-15，图5-16）。

（3）外斜线：是从颏结节经颏孔之下向后上延伸至下颌支前缘的骨嵴，曲面体层片上表现为下颌第三磨牙区域牙槽嵴附近的高密度线条影（见图5-12）。

（4）下颌下腺窝：是下颌下腺在下颌骨舌侧面形成的压迹，这个区域以下颌体的下颌舌骨线和下颌体下缘为界，位于磨牙和前磨牙根部区域。曲面体层片中，此部分下颌骨密度较低，临床上应注意与颌骨病变鉴别（见图5-15）。

（5）舌背与软硬腭之间的气腔影：为舌背与软硬腭之间的间隙，为低密度影，其下方为舌背，密度较气腔影稍高。由于其通常位于根尖部，容易误认为根尖周病变。鉴别要点为此低密度影连续且向两侧延伸（见图5-13）。

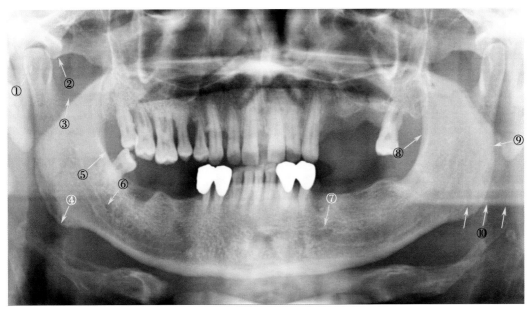

①髁突；②关节结节；③下颌切迹；④下颌角；⑤外斜线；⑥下颌管；⑦颏孔；⑧下颌支前缘；⑨下颌支后缘；⑩对侧下颌角拉影。

图5-12 下颌骨及邻近解剖结构（一）

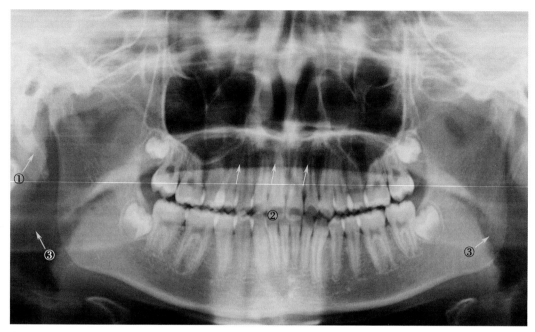

①茎突；②舌背与软硬腭之间气腔影；③气道。

图 5-13　下颌骨及邻近解剖结构（二）

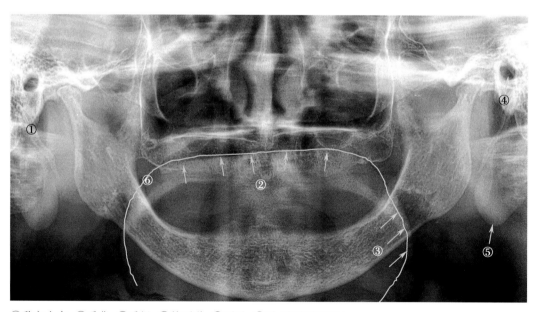

①乳突小房；②舌背；③舌根；④外耳道；⑤耳垂；⑥舌（实线范围示）。

图 5-14　下颌骨及邻近解剖结构（三）

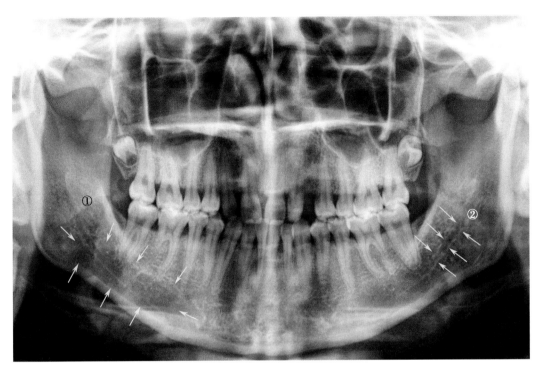

①下颌下腺窝；②下颌管。

图 5-15　下颌骨及邻近解剖结构（四）

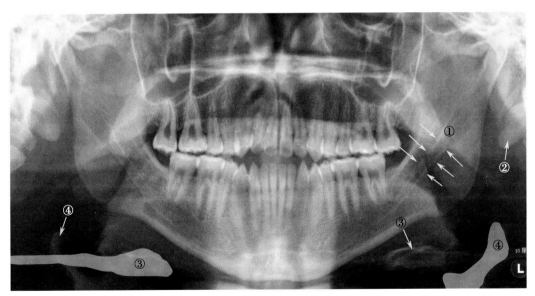

①下颌管；②耳垂；③舌骨；④会厌软骨。

图 5-16　下颌骨及邻近解剖结构（五）

4. 上下颌骨及邻近解剖结构　标注见图 5-17。

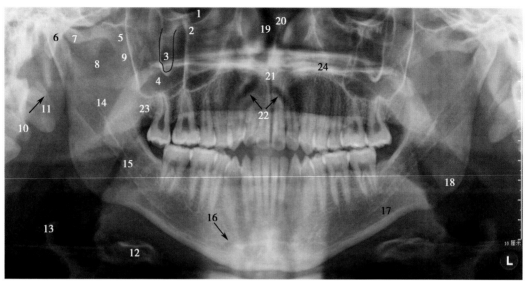

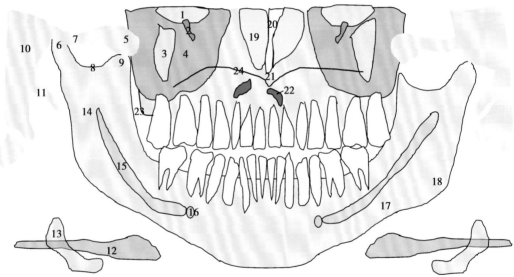

1. 眼眶；2. 眶下管；3. 上颌骨颧突；4. 上颌窦；5. 颧弓；6. 髁突；7. 关节结节；8. 下颌切迹；9. 喙突；10. 颈椎；11. 茎突；12. 舌骨；13. 会厌软骨；14. 下颌支；15. 下颌管；16. 颏孔；17. 下颌体；18. 下颌角；19. 鼻腔；20. 鼻中隔；21. 前鼻棘；22. 颈椎间隙；23. 上颌结节；24. 硬腭。

图 5-17 上下颌骨及邻近解剖结构及标注示意图

第二节 解剖结构变异

曲面体层片中可观察到一些解剖结构变异，需要与临床病变相鉴别，如上颌窦中可能存在上颌窦分隔、上颌窦钙化、双侧上颌窦不对称等，喙突可能存在过长的情况，以及颞下颌关节中出现双髁突畸形等（图 5-18～图 5-25）。

1. 上颌窦分隔 是薄薄的骨皮质皱褶，从窦底和窦壁伸出几毫米，也可能穿过鼻窦。通常是垂直定向的，在数量、厚度和长度上各不相同（见图5-18，图5-19）。有时，上颌窦分隔与黏膜增厚共存，易误认为囊肿（见图5-20）。上颌窦底壁通常由前向后盖过前磨牙及磨牙区，部分向前可达尖牙区（68.9%）及切牙区（15.5%）。另外，部分上颌窦位置较低，牙缺失后行种植修复时难度增加，应注意避免上颌窦瘘（见图5-21）。

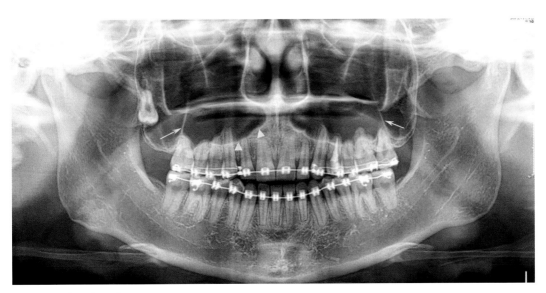

图5-18　曲面体层片
曲面体层片示上颌窦分隔（箭头示）、上颌窦底壁向前达切牙区（三角形示）。

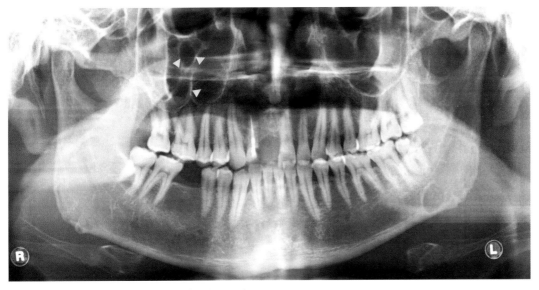

图5-19　右侧上颌窦分隔呈蜂窝状（三角形示）

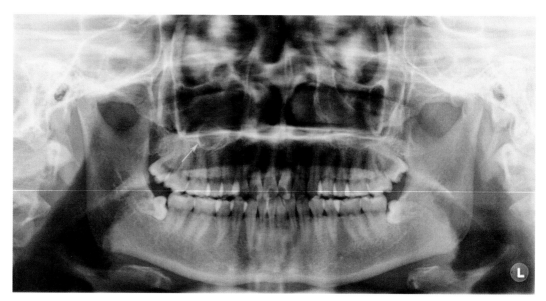

图 5-20　右侧上颌窦底分隔中黏膜增厚，易被误认为囊肿（箭头示）

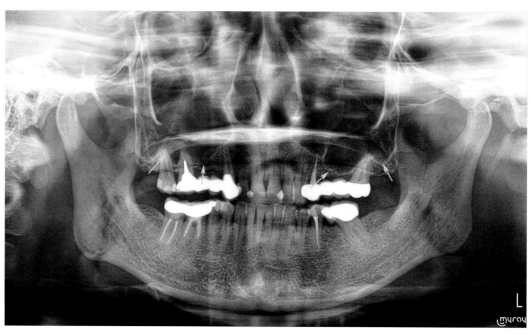

图 5-21　低位上颌窦（箭头示）

2. 上颌窦钙化　是上颌窦底壁上不规则的高密度团块影（图5-22）。

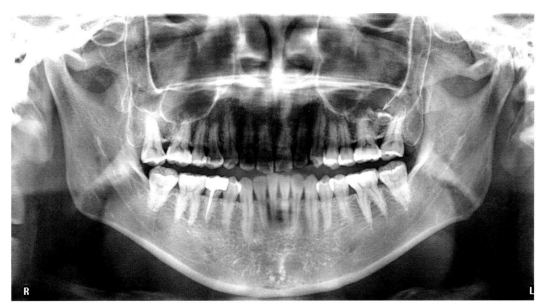

图5-22　左侧上颌窦底可见钙化物（箭头示）

3. 双侧上颌窦不对称　是由发育过程中气化程度不同造成的，表现为双侧上颌窦不等大（图5-23）。

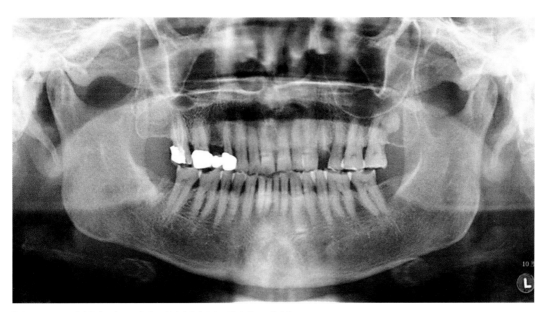

图5-23　双侧上颌窦不对称，左侧上颌窦明显大于右侧

4. 喙突过长　可导致开口度变小(图5-24)。

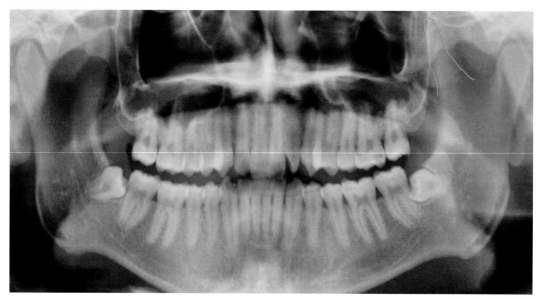

图5-24　双侧喙突过长(实线范围示一侧喙突)

5. 双髁突畸形　病因尚不明确,多认为与髁突骨折有关。若髁突生长发育期出现纵行骨折,对关节盘的继发性损伤引起关节盘增生性修复,并与髁突骨折部位形成纤维结缔组织隔,妨碍了髁突骨折的愈合;或内侧骨折片受翼外肌牵拉,影响骨折的正常愈合,也参与了双髁突形成过程。此外,患者髁突纵行骨折时的年龄,对形成双髁突畸形至关重要。双髁突畸形可能依据损伤类型、关节结构损伤程度、损伤时的年龄而产生关节功能紊乱(图5-25)。

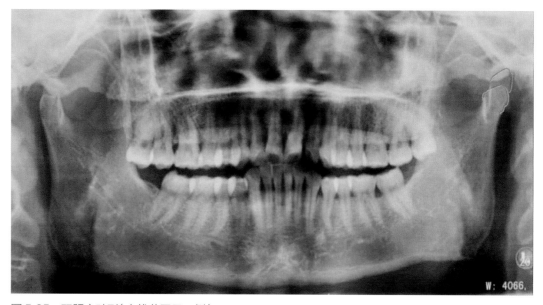

图5-25　双髁突畸形(实线范围示一侧)

第三节　常见的伪影

由于体层域的存在，曲面体层摄影必然会产生物体大小和形状的失真。这些失真使得曲面体层片在进行线性或角度测量时非常不可靠。首先，图像失真受到几个因素的影响，包括 X 线束的角度、X 线源到物体的距离、旋转中心的路径，以及目标结构在体层域内的位置等。其次，金属饰品，如耳环、项链和发夹，会形成伪影图像，显示为模糊的高密度影像，可能会影响解剖细节的观察、掩盖病理变化或模拟病理变化。此外，拍摄过程中患者运动导致的目标结构在体层域内位置的变化，可以导致多个模糊结构的出现（图5-26～图5-31）。

为了获得清晰的图像，拍摄过程中，患者的殆平面应与水平面呈 20°～30° 角，耳屏到外眼角的线与地面平行。患者的背部和脊椎尽可能直立，颈部伸展。采用坐位时，让患者将脚放在脚撑上，并使用垫子进行背部支撑，可以有助于正确定位背部。这些措施有助于拉直脊椎，最大限度地减少脊椎产生的伪影。最后，待患者在机器中就位后，医师应指示他们吞咽并将舌头放在口腔顶部。这样可以将舌背提升到硬腭，消除空气间隙，提供上颌牙的最佳图像效果（图5-32）。

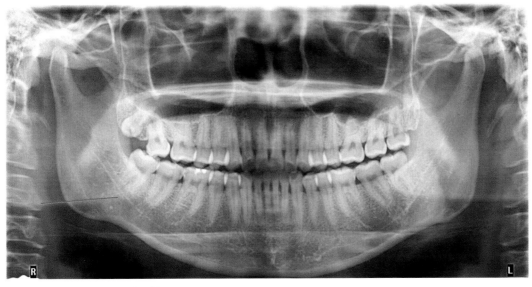

图 5-26　对侧下颌角形成的伪影
实线示左侧下颌角在右侧下颌角区域形成的拉影。

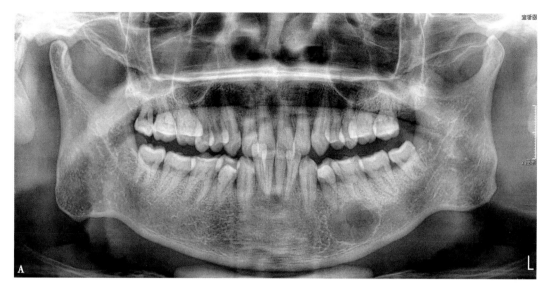

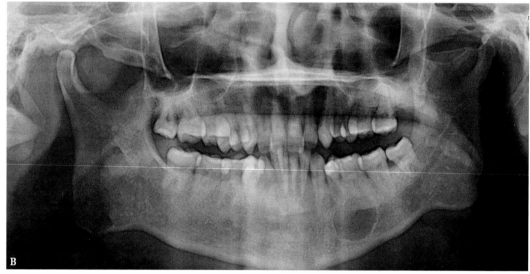

图 5-27　由患者体位造成的双侧下颌骨不对称

A. 患者正常体位拍摄曲面体层片；B. 患者头部向左侧偏斜导致的下颌骨左右不对称（左侧面部结构在水平方向被压缩，而右侧则被放大），此种情况在临床中也可由半侧面部增生或发育不全等造成，需要注意区分。

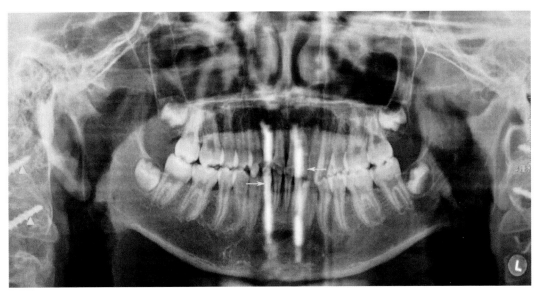

图5-28 曲面体层片

曲面体层片示颈椎金属固位钉（三角形示）呈现高密度的线条状影像（箭头示）。

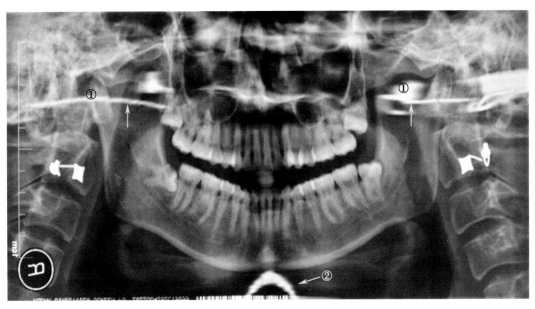

①对侧耳钉的伪影；②金属项链影像。

图5-29 金属饰品形成的伪影

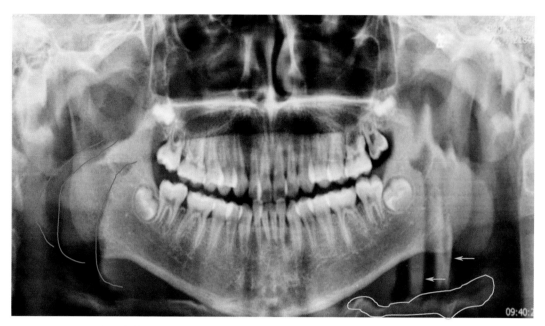

图 5-30　吞咽运动形成的伪影

曲面体层片示双侧下颌角处的多重影像（箭头、蓝色实线示）及舌骨弯曲影像（黄色实线范围示）。

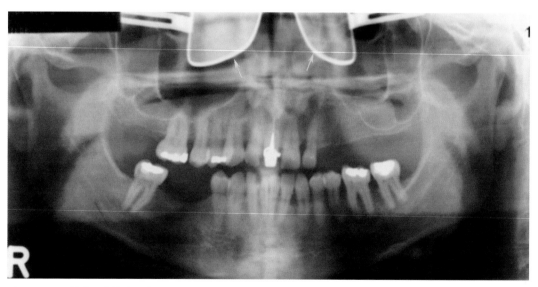

图 5-31　眼镜伪影（箭头示）

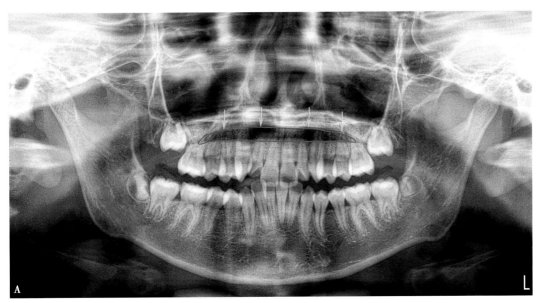

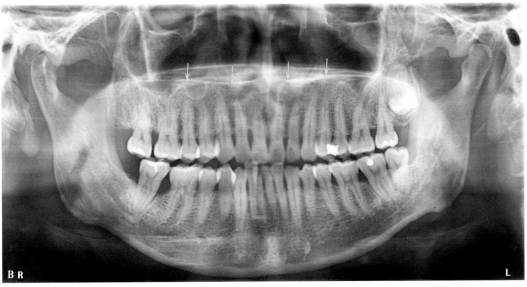

图 5-32　舌背与硬腭之间的间隙

A. 舌放松状态与硬腭之间存在间隙；B. 拍摄时舌头放在口腔顶部可消除舌背与硬腭之间的空气间隙（箭头示硬腭）。

（王颖慧　李　刚）

参 考 文 献

[1] ZHANG Y Q，YAN X B，MENG Y，et al. Morphologic analysis of maxillary sinus floor and its correlation to molar roots using cone beam computed tomography. Chin J Dent Res，2019，22（1）：29-36.

[2] 皮昕. 口腔解剖生理学. 6版. 北京：人民卫生出版社，2007.

[3] 马绪臣. 口腔颌面医学影像学. 2版. 北京：北京大学医学出版社，2014.

[4] WHITE S C，PHAROAH M J. Oral radiology：principles and interpretation. 7th ed.St. Louis：Elsevier Mosby，2013.

[5] 牛银立，王虎，郝自力. 上颌窦解剖变异及伪影的 X 线特征与 CT 对照分析. 现代医用影像学，2004，13（1）：29-30.

[6] 姚军，周继林，故敏. 髁突纵行骨折致双髁突畸形的实验研究. 中华口腔医学杂志，1998（6）：349.

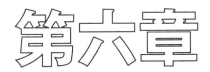

X线头影测量正侧位片的解剖结构

X线头影测量侧位片，主要用于X线头影测量。X线头影测量技术是1931年由Broadbent首先提出的，主要是通过对牙颌、颅面各标志点描绘出一定的线角进行测量分析，从而了解牙颌、颅面软硬组织的结构，使医师对牙颌、颅面的检查和诊断由表面形态深入到内部骨骼结构。几十年来X线头影测量一直是口腔正畸及口腔颌面外科等学科的临床诊断、治疗设计及研究工作的重要手段。

X线头影测量正位片也是X线头影测量的重要手段之一，在正畸中主要用于对称性及宽度的分析，也有学者将正位片与侧位片结合应用，在三维方向上进行形态分析。

X线头影测量正侧位片由X线头影测量机拍摄，现多与曲面体层机合为一体。用作头影测量的X线头影测量正侧位片，必须在头颅定位仪的严格定位下拍摄，只有排除因头位不正造成的误差，其测量结果才能具有分析比较的价值。

第一节　X线头影测量正侧位片头影测量常用标志点

头影测量标志点是用来构成一些平面及测量内容的点。头影测量标志点可分为两类：一类是解剖的，这一类标志点是真正代表颅骨的一些解剖结构；另一类是引申的，如两个测量平面相交的标志点。有时，因头颅本身厚度或个体两侧结构不完全对称而出现左右影像不完全重合的情况，此时，应按其平均中点来定点。

X线头影测量正位片头影测量常用标志点见图6-1。

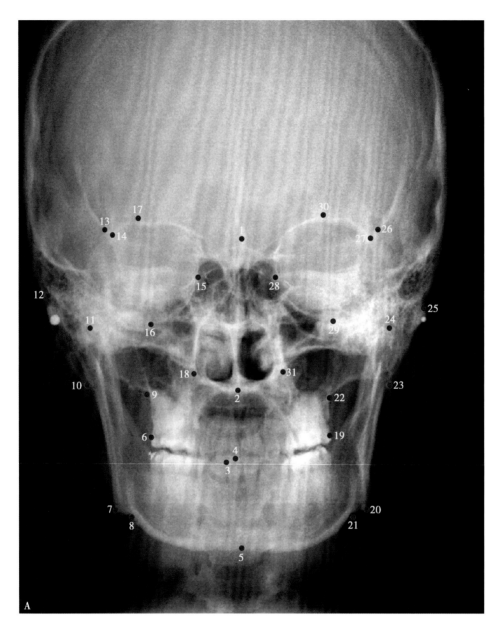

1. 鸡冠中心点（Cg）
2. 前鼻棘点（ANS）
3. 上颌中切牙点（Iu）
4. 下颌中切牙点（Il）
5. 颏点（Me）
6. 右侧上颌磨牙点（rMM）
7. 右侧下颌角点（rGo）
8. 右侧下颌角前切迹点（rAg）
9. 右侧J点（rJ）
10. 右侧乳突点（rMP）
11. 右侧髁突最上点（rCS）

12. 右侧颧弓点（rZA）
13. 右侧蝶骨小翼点（rLWFB）
14. 右侧蝶眶点（rLWO）
15. 右侧眶内侧点（rMO）
16. 右侧眶下缘点（rOr）
17. 右侧眶上缘最高点（rRO）
18. 右侧鼻旁点（rNC）
19. 左侧上颌磨牙点（lMM）
20. 左侧下颌角点（lGo）
21. 左侧下颌角前切迹点（lAg）
22. 左侧J点（lJ）

23. 左侧乳突点（lMP）
24. 左侧髁突最上点（lCS）
25. 左侧颧弓点（lZA）
26. 左侧蝶骨小翼点（lLWFB）
27. 左侧蝶眶点（lLWO）
28. 左侧眶内侧点（lMO）
29. 左侧眶下缘点（lOr）
30. 左侧眶上缘最高点（lRO）
31. 左侧鼻旁点（lNC）

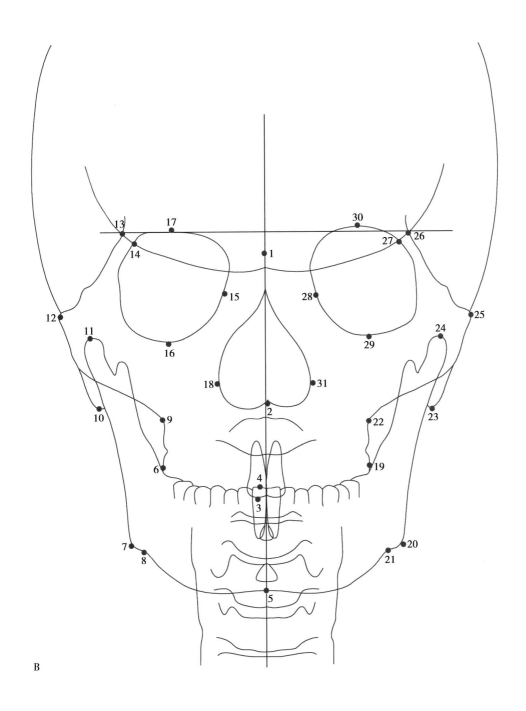

图6-1 X线头影测量正位片常用头影测量标志点和描迹图
A. X线头影测量正位片；B. 描迹图。

各标志点解释如下。

1. 鸡冠中心点（crista galli，Cg） 鸡冠几何中心点。

2. 前鼻棘点（anterior nasal spine，ANS） 前鼻棘与腭平面交界处。

3. 上颌中切牙点（incisor point upper，Iu） 上颌中切牙切缘中点。

4. 下颌中切牙点（incisor point lower，Il） 下颌中切牙切缘中点。

5. 颏点（menton，Me） 颏部最下点。

6. 右侧上颌磨牙点（right maxillary molar，rMM） 16 颊面外侧缘中点。

7. 右侧下颌角点（right gonion，rGo） 右侧下颌角曲线中点。

8. 右侧下颌角前切迹点（right antegonion，rAg） 右侧角前切迹弧线最高点。

9. 右侧 J 点（right jugale，rJ） 右侧上颌结节与颧牙槽嵴的交点。

10. 右侧乳突点（right mastoid process，rMP） 右侧乳突最下点。

11. 右侧髁突最上点（right condyle superior，rCS） 右侧髁突最上点。

12. 右侧颧弓点（right zygomatic arch，rZA） 右侧颧弓截面最外侧点。

13. 右侧蝶骨小翼点（right lesser wing frontal bone，rLWFB） 右侧蝶骨小翼与额骨颧突的交点。

14. 右侧蝶眶点（right lesser wing orbit，rLWO） 右侧蝶骨小翼上界与眶侧缘的交点。

15. 右侧眶内侧点（right medial orbitale，rMO） 右侧眶内缘中点。

16. 右侧眶下缘点（right orbitale，rOr） 右侧眶下缘最低点。

17. 右侧眶上缘最高点（right roof of orbit，rRO） 右侧眶上缘最高点。

18. 右侧鼻旁点（right nasal cavity，rNC） 右侧梨状孔最侧缘点。

19. 左侧上颌磨牙点（left maxillary molar，lMM） 26颊面外侧缘中点。

20. 左侧下颌角点（left gonion，lGo） 左侧下颌角曲线中点。

21. 左侧下颌角前切迹点（left antegonion，lAg） 左侧角前切迹弧线最高点。

22. 左侧J点（left jugale，lJ） 左侧上颌结节与颧牙槽嵴的交点。

23. 左侧乳突点（left mastoid process，lMP） 左侧乳突最下点。

24. 左侧髁突最上点（left condyle superior，lCS） 左侧髁突最上点。

25. 左侧颧弓点（left zygomatic arch，lZA） 左侧颧弓截面最外侧点。

26. 左侧蝶骨小翼点（left lesser wing frontal bone，lLWFB） 左侧蝶骨小翼与额骨颧突的交点。

27. 左侧蝶眶点（left lesser wing orbit，lLWO） 左侧蝶骨小翼上界与眶侧缘的交点。

28. 左侧眶内侧点（left medial orbitale，lMO） 左侧眶内缘中点。

29. 左侧眶下缘点（left orbitale，lOr） 左侧眶下缘最低点。

30. 左侧眶上缘最高点（left roof of orbit，lRO） 左侧眶上缘最高点。

31. 左侧鼻旁点（left nasal cavity，lNC） 左侧梨状孔最侧缘点。

X线头影测量侧位片头影测量常用硬组织标志点见图6-2。

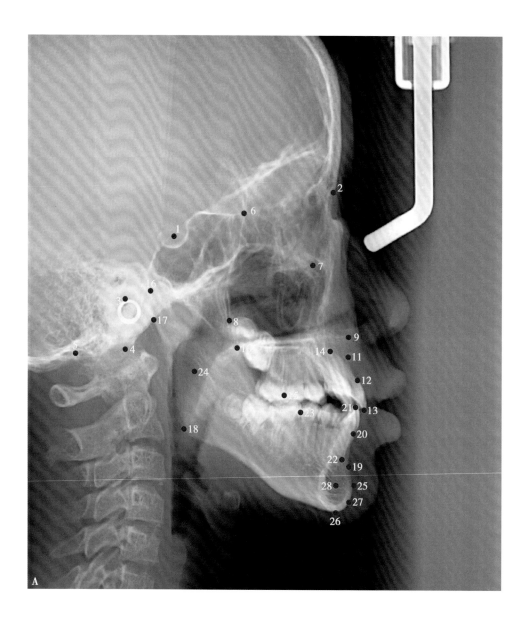

1. 蝶鞍点（S）
2. 鼻根点（N）
3. 耳点（P）
4. 颅底点（Ba）
5. Bolton 点（Bo）
6. W 点（W）
7. 眶点（O）
8. 翼上颌裂点（Ptm）
9. 前鼻棘点（ANS）
10. 后鼻棘点（PNS）

11. 上牙槽座点（A）
12. 上牙槽缘点（SPr）
13. 上颌中切牙点（UI）
14. 上颌中切牙根尖点（UIA）
15. 上颌磨牙点（UMo）
16. 髁顶点（Co）
17. 关节点（Ar）
18. 下颌角点（Go）
19. 下牙槽座点（B）
20. 下牙槽缘点（Id）

21. 下颌中切牙点（LI）
22. 下颌中切牙根尖点（LIA）
23. 下颌磨牙点（LMo）
24. 下颌神经孔点（MF）
25. 颏前点（Po）
26. 颏下点（Me）
27. 颏顶点（Gn）
28. D 点（D）

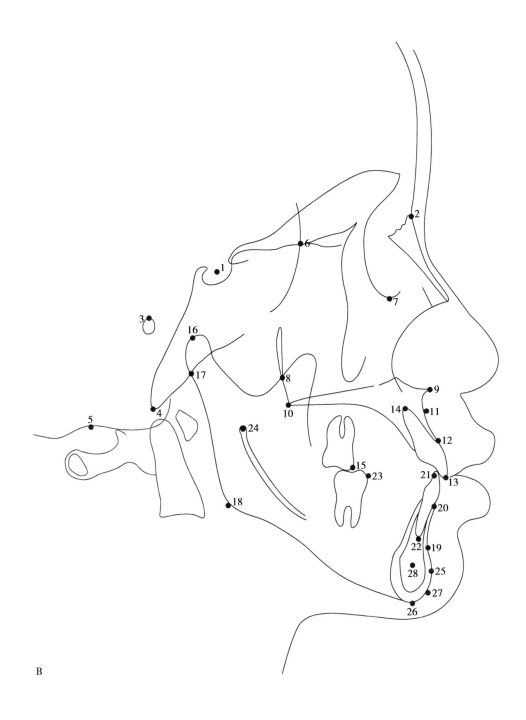

图 6-2　X 线头影测量侧位片常用头影测量硬组织标志点和描迹图
A．X 线头影测量侧位片；B．描迹图。

X线头影测量侧位片头影测量常用软组织标志点见图6-3。

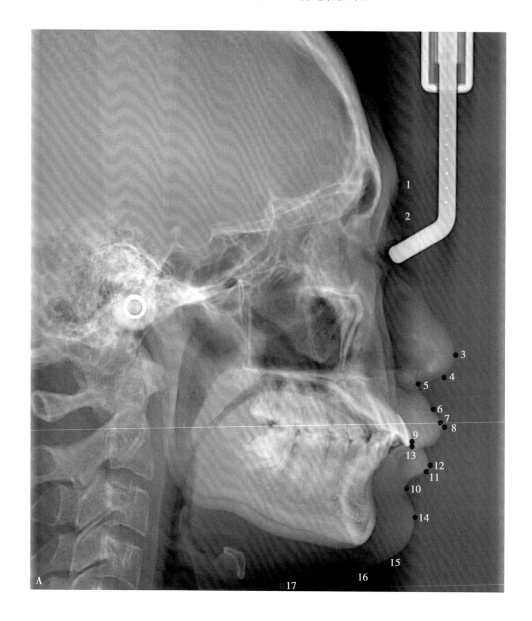

1. 额点（G）
2. 软组织鼻根点（Ns）
3. 鼻顶点（Prn）
4. 鼻小柱点（Cm）
5. 鼻下点（Sn）
6. 上唇凹点（A'）
7. 上唇缘点（UL'）
8. 上唇突点（UL）
9. 上口点（Stoms）
10. 下唇凹点（B'）
11. 下唇缘点（LL'）
12. 下唇突点（LL）
13. 下口点（Stomi）
14. 软组织颏前点（Pos）
15. 软组织颏顶点（Gn'）
16. 软组织颏下点（Mes）
17. 颈点（C）

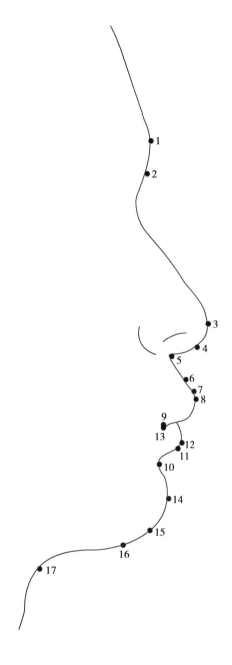

B

图6-3 X线头影测量侧位片常用头影测量软组织标志点和描迹图

A. X线头影测量侧位片；B. 描迹图。

各标志点解释如下。

（一）硬组织标志点

1．蝶鞍点（sella，S）　蝶鞍影像的中心。

2．鼻根点（nasion，N）　鼻额缝阴影的最前点。

3．耳点（porion，P）　外耳道阴影的最上点。

4．颅底点（basion，Ba）　蝶骨斜坡与枕骨基部的相交顶端。

5．Bolton点（Bo）　枕骨髁突后切迹的最凹点。

6．W点　蝶骨大翼大脑面与蝶骨板相交点。

7．眶点（orbitale，O）　眶下缘的最低点。

8．翼上颌裂点（pterygomaxillary fissure，Ptm）　翼上颌裂轮廓的最下点。

9．前鼻棘点（anterior nasal spine，ANS）　前鼻棘之尖。

10．后鼻棘点（posterior nasal spine，PNS）　硬腭后部骨棘之尖。

11．上牙槽座点（subspinale，A）　前鼻棘与上牙槽缘点骨部最凹点。推荐以眶耳平面作基准，作垂线与前鼻棘点和上牙槽缘点间骨最凹处相切的点为上牙槽座点。

12．上牙槽缘点（superior prosthion，SPr）　上牙槽突的最前下点。此点常在上颌中切牙的釉牙骨质界处或稍上方。

13．上颌中切牙点（upper incisor，UI）　上颌中切牙切缘的最前点。

14．上颌中切牙根尖点（upper incisor apex，UIA）　上颌中切牙根尖点。

15．上颌磨牙点（upper molar，UMo）　上颌第一磨牙近中接触点。

16．髁顶点（condylion，Co）　髁突的后上点。

17．关节点（articulare，Ar）　颅底下缘与下颌髁突颈后缘的焦点。

18．下颌角点（gonion，Go）　下颌角的后下点。可通过下颌支平面和下颌平面交角之分角线与下颌角之相交点来确定。

19．下牙槽座点（supramental，B）　下牙槽突缘点与颏前点间的骨部最凹点。推荐以眶耳平面作基准，作垂线与颏前点和下牙槽缘点间骨最凹处相切的点为下牙槽座点。

20．下牙槽缘点（infradentale，Id）　下牙槽突的最前上点。此点常在下颌中切牙的釉牙骨质界处或稍下方。

21．下颌中切牙点（lower incisor，LI）　下颌中切牙切缘的最前点。

22．下颌中切牙根尖点（lower incisor apex，LIA）　下颌中切牙根尖点。

23．下颌磨牙点（lower molar，LMo）　下颌第一磨牙近中接触点。

24．下颌神经孔点（mandibular foramen，MF）　下颌神经孔阴影最高点。

25．颏前点（pogonion，Po）　颏部的最突点。推荐以眶耳平面为基准作垂线，从前往后推移，其与颏部最先接触的点即为颏前点。

26．颏下点（menton，Me）　颏部的最下点。

27．颏顶点（gnathion，Gn）　颏前点与颏下点间骨连缘的中点。

28．D点　下颌体骨性联合部的中心点。

（二）软组织标志点

1. 额点（glabella，G） 额部的最前点。推荐以眶耳平面为基准作垂线，从前往后移动，最先与额部软组织相接触的点为额点。

2. 软组织鼻根点（nasion of soft tissue，Ns） 前颅底平面（SN 平面）与面部侧貌轮廓的交点。

3. 鼻顶点（pronasale，Prn） 鼻尖最前点。推荐以眶耳平面为基准作垂线，从前往后移动，最先与鼻部软组织相接触的点为鼻顶点。

4. 鼻小柱点（columella，Cm） 鼻小柱最前点。

5. 鼻下点（subnasale，Sn） 鼻小柱与上唇的连接点。

6. 上唇凹点（soft-tissue A point，A′） 鼻下点与上唇突点弧形连线的最高点。推荐以眶耳平面为基准，作垂线与该凹陷部皮肤表面相切的点为上唇凹点。

7. 上唇缘点（upper vermilion border，UL′） 上唇黏膜与皮肤的连接点。

8. 上唇突点（upper lip，UL） 上唇的最突点。推荐以眶耳平面为基准，作垂线从前向后推移，最先与上红唇部相切的点，为上唇突点。

9. 上口点（stomion superius，Stoms） 上唇下缘的最低点。

10. 下唇凹点（soft-tissue B point，B′） 颏唇沟的最凹点。

11. 下唇缘点（lower vermilion border，LL′） 下红唇与皮肤的连接点。

12. 下唇突点（lower lip，LL） 下唇的最突点。推荐以眶耳平面为基准，作垂线从前向后推移，最先与下红唇部相切的点，为上唇突点。

13. 下口点（stomion inferius，Stomi） 下唇上缘的最高点。

14. 软组织颏前点（pogonion of soft tissue，Pos） 软组织颏的最前点，推荐以下唇最突部与软组织颏部切线的切点为软组织颏前点。

15. 软组织颏顶点（gnathion of soft tissue，Gn′） 蝶鞍点、硬组织颏顶点连线延长线与颏部软组织外形轮廓的交点。

16. 软组织颏下点（menton of soft tissue，Mes） 软组织颏的最下点。推荐以眶耳平面为基准作垂线，通过硬组织颏下点向下与软组织表面相交点为软组织颏下点。

17. 颈点（cervical point，C） 软组织颏下区与颈部相交的最凹点。

第二节　X线头影测量正侧位片常见临床相关解剖结构

虽然绝大多数情况下拍摄 X 线头影测量正侧位片是为了进行头影测量，但是这些 X 线片仍然是头颅的正位和侧位投照，为头颈部解剖提供了重要的诊断信息。因此，在进行头影测量分析之前，应首先评估可能存在的病理及解剖结构变异。由于读片仅局限于头影测量分析是不够的，因此，有必要对 X 线头影测量正侧位片上常见临床相关的解剖结构进行解读。

在 X 线头影测量正位片中，我们主要关注颅颌面部是否对称。此外，还可以观察到颅骨是否存在穿凿样缺损（例如朗格汉斯细胞组织细胞增生症中，颅骨是最好发病理损害的部位）；眶骨是否存在破坏（汉 - 许 - 克病常可见眶骨破坏）；额窦是否发育正常（颅骨锁骨发育不全常见额窦未发育）；鼻中隔是否偏曲；鼻甲是否肥大，以及颌骨是否存在病理性膨隆、下颌骨骨皮质是否完整等。

X 线头影测量正位片需要注意的解剖结构见图 6-4A。为了便于理解相关解剖结构，可参考图 6-4B。

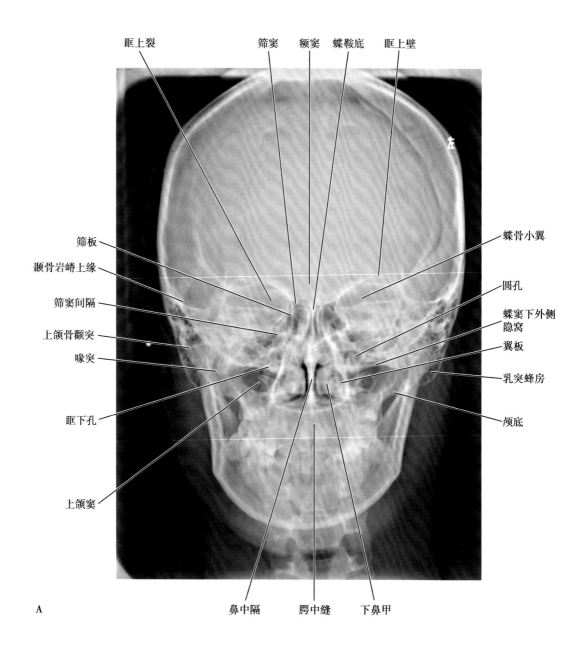

眶上裂　筛窦　额窦　蝶鞍底　眶上壁

筛板
颞骨岩嵴上缘
筛窦间隔
上颌骨颧突
喙突
眶下孔
上颌窦

蝶骨小翼
圆孔
蝶窦下外侧隐窝
翼板
乳突蜂房
颅底

鼻中隔　腭中缝　下鼻甲

A

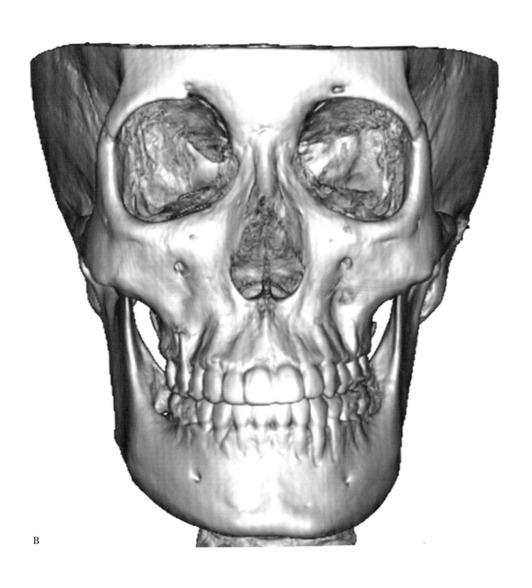

B

图6-4 X线头影测量正位片需要注意的解剖结构及三维重建图
A. X线头影测量正位片标记图；B. 头颅正位三维重建参考图。

X线头影测量侧位片中,我们同样可以观察到颅骨是否存在穿凿样缺损,如朗格汉斯细胞组织细胞增生症;额窦、鼻骨是否发育正常(颅骨锁骨发育不全常见额窦未发育,鼻骨缺失),以及乳突、颧弓、髁突、喙突、下颌管、硬腭、软腭、舌背、气道、舌骨、颈椎等解剖结构的形态。

　　X线头影测量侧位片需要注意的解剖结构见图6-5A。为便于理解相关解剖结构,可参考图6-5B。

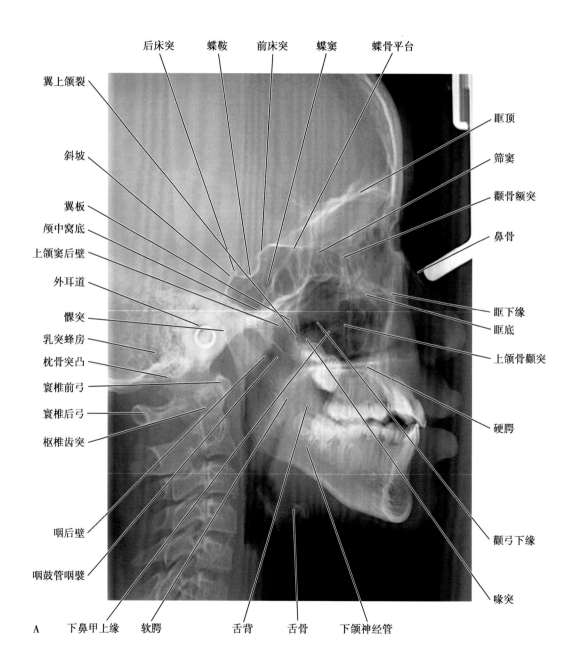

后床突　蝶鞍　前床突　蝶窦　蝶骨平台

翼上颌裂

斜坡

翼板
颅中窝底
上颌窦后壁

外耳道

髁突
乳突蜂房
枕骨突凸
寰椎前弓
寰椎后弓
枢椎齿突

咽后壁

咽鼓管咽襞

眶顶
筛窦
颧骨额突
鼻骨

眶下缘
眶底

上颌骨颧突

硬腭

颧弓下缘

喙突

A　下鼻甲上缘　软腭　　舌背　舌骨　下颌神经管

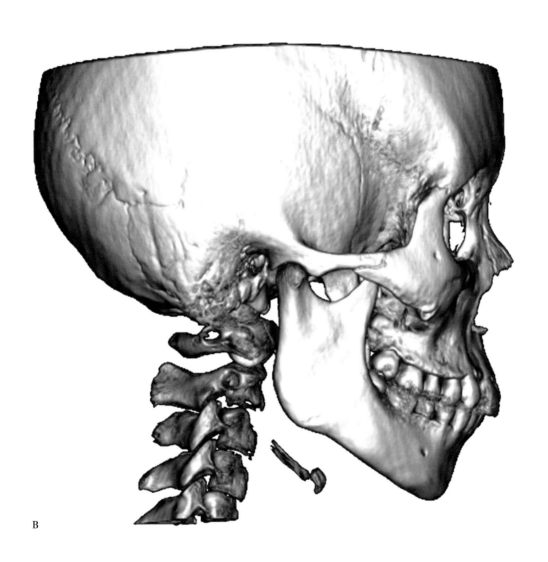

B

图6-5 X线头影测量侧位片需要注意的解剖结构及三维重建图
A. X线头影测量侧位片标记图；B. 头颅侧位三维重建参考图。

此外，观察 X 线头影测量侧位片上颈椎的形态，可评估患者生长发育潜力。以颈椎骨成熟度 Hassel 和 Farmen 改良分期法为例，观测 C2、C3、C4 颈椎，其发育可分 6 个阶段（表 6-1）。

表6-1　Hassel 和 Farmen 改良分期判定标准

分期	判定标准
1（初始期）	颈椎呈楔形，颈椎上缘由后向前向下倾斜，C2、C3、C4 颈椎下缘平直
2（加速期）	C2、C3 颈椎下缘出现凹陷，C4 颈椎下缘仍平直，C3、C4 颈椎接近矩形
3（过渡期）	C2、C3 颈椎下缘出现明显凹陷，C4 颈椎开始出现凹陷，C3、C4 颈椎呈矩形
4（减速期）	C2、C3、C4 颈椎下缘均出现明显凹陷，C3、C4 颈椎接近正方形
5（成熟期）	C2、C3、C4 颈椎下缘凹陷更明显，C3、C4 颈椎呈正方形，所有颈椎下缘出现凹陷
6（完成期）	C2、C3、C4 颈椎下缘深凹陷，C3、C4 颈椎椎体高度超过宽度

Hassel 和 Farmen 改良分期示意图见图 6-6 和图 6-7。

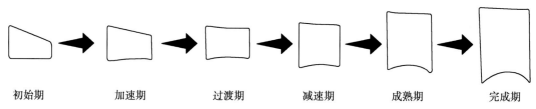

初始期　　　　加速期　　　　过渡期　　　　减速期　　　　成熟期　　　　完成期

图6-6　Hassel 和 Farmen 改良分期法颈椎形态示意图

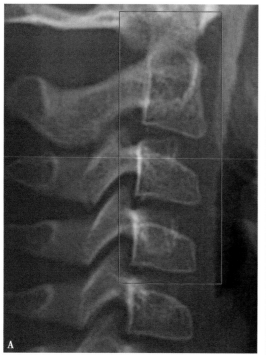
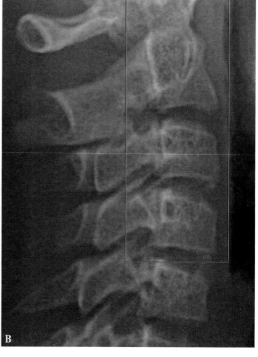

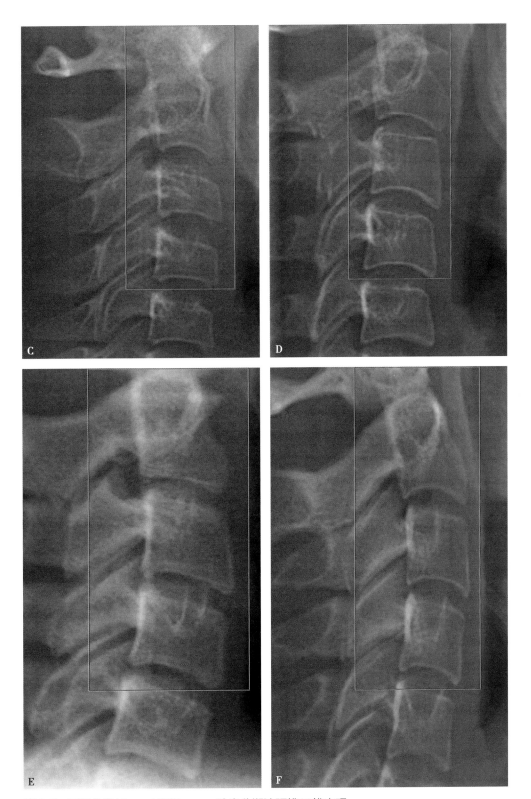

图 6-7　不同分期 Hassel 和 Farmen 改良分期法颈椎 X 线表现

红框范围示 C2、C3、C4 颈椎。A. 初始期；B. 加速期；C. 过渡期；D. 减速期；E. 成熟期；F. 完成期。

第三节　生长发育过程在X线头影测量侧位片上的体现

出生后,随着身体长大,颅颌面各部组织结构大小比例也在不断变化。

1. **颅部**　在出生后至5~6岁时迅速生长,尤以1~2岁增长快速,5岁后生长速度逐渐减慢,7岁后颅已达到成人的90%,此后生长速率明显下降,直至成年生长基本完成。

2. **面部**　从出生到5~6岁时生长最快,此后生长速度明显减慢,青春期时面部生长速度再次加快形成青春高峰期,之后生长速度又下降,直至生长停滞。女性一般在16岁左右面部发育基本完成,男性则到25岁左右面部发育才基本完成。随着年龄的增长,颅骨和面骨大小比例逐渐缩小,直至生长完成、比例稳定(图6-8)。

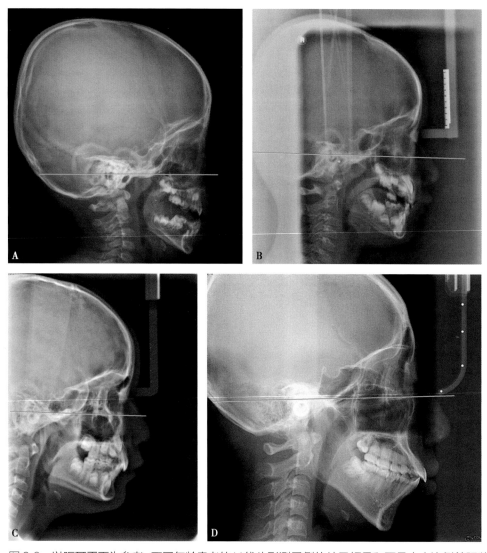

图6-8　以眶耳平面为参考,不同年龄患者的X线头影测量侧位片示颅骨和面骨大小比例差距随着年龄的增长逐渐缩小
A. 2岁;B. 6岁;C. 10岁;D. 16岁。

3. 上颌窦的发育　在4周岁时上颌窦腔外缘可达眶下管附近，一般窦腔发育与牙萌出相平行，在8～9岁时窦下壁可与鼻底在同一水平，15岁以后窦底可达牙槽水平。从图6-9可见上颌窦随着年龄的增大逐渐气化变大，上颌窦下壁向下逐渐超过鼻底水平。

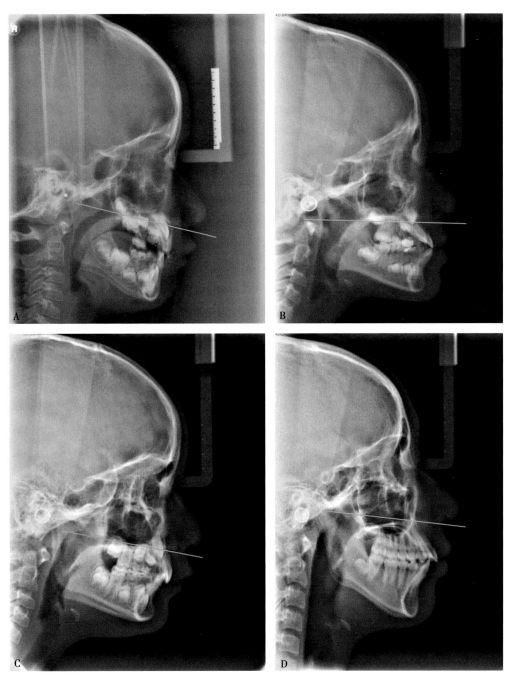

图6-9　以平行于𬌗平面、经过鼻翼软组织下缘所作直线为参考，不同年龄儿童或青少年上颌窦下壁与鼻底水平关系

示上颌窦下壁随年龄增长向下逐渐超过鼻底水平。A. 5岁；B. 7岁；C. 10岁；D. 13岁。

第四节　颅颌面骨解剖变异

一、鼻窦过度气化

鼻窦又称副鼻窦或鼻旁窦，为鼻腔周围的颅面骨内含气的空腔，一般左右成对，包括额窦、蝶窦、筛窦及上颌窦。在胚胎时期由鼻腔黏膜向外凸起形成其始基，以后各个鼻窦气化发育，随年龄增大而增大，但其生长发育可因人而异。鼻窦可出现一定程度的过度气化（图6-10）。

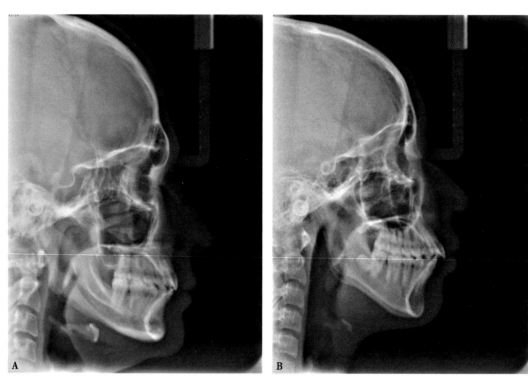

图6-10　鼻窦不同气化状态下的X线头影测量侧位片
A. 鼻窦过度气化；B. 鼻窦正常气化。

二、牙颌面畸形

牙颌面畸形是一种由颌骨生长发育失调引起的颌面形态异常与咬合关系错乱，有上颌前突、上颌后缩、下颌前突、下颌后缩、半侧颜面萎缩、半侧下颌骨肥大等多种表现形式。

（一）上颌前突伴下颌后缩
前后方向上上颌骨过度发育伴随下颌骨发育不足（图6-11）。

（二）上颌后缩伴下颌前突
前后方向上上颌骨发育不足伴下颌骨过度发育（图6-12）。

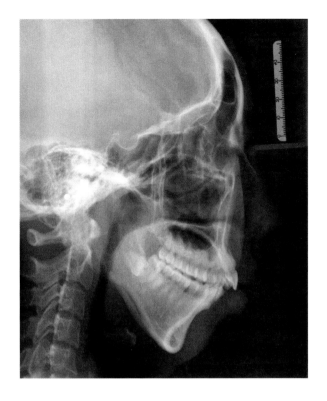

图 6-11　上颌前突伴下颌后缩

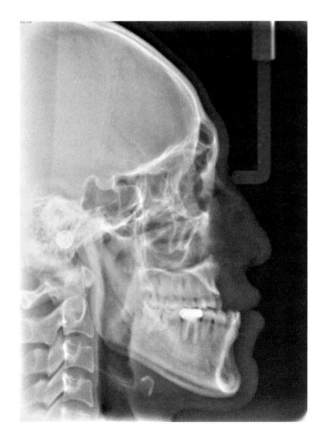

图 6-12　上颌后缩伴下颌前突

（三）半侧颜面萎缩

半侧颜面萎缩是一种进行性皮肤、皮下组织、肌肉、骨骼萎缩的疾病，又称进行性偏面萎缩、帕‐罗综合征（图 6-13，图 6-14）。

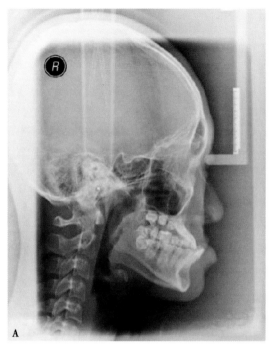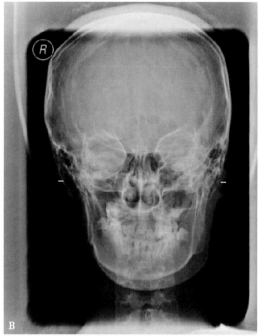

图 6-13　右侧半侧颜面萎缩
A. X 线头影测量侧位片示两侧下颌骨不对称；B. X 线头影测量正位片示右侧上下颌骨较对侧萎缩。

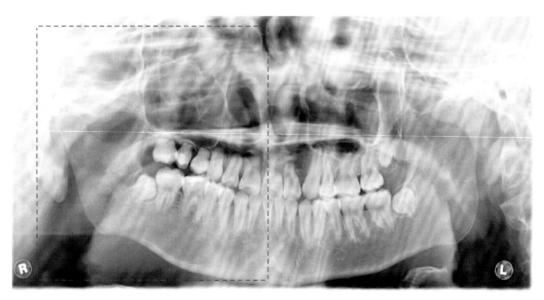

图 6-14　同一患者右侧半侧颜面萎缩的曲面体层片
示红框范围内上下颌骨结构较对侧萎缩。

（四）半侧下颌骨肥大

多由一侧下颌骨生长过度所致，表现为一侧下颌骨体积的显著增大，其特点是髁突、髁突颈、下颌支，以及下颌体的弥散性增生过长（图6-15，图6-16）。

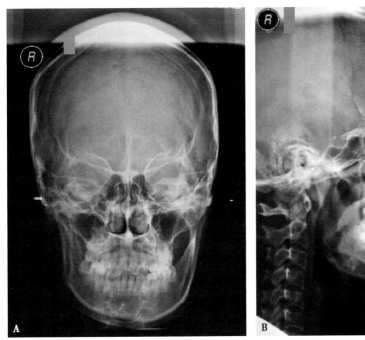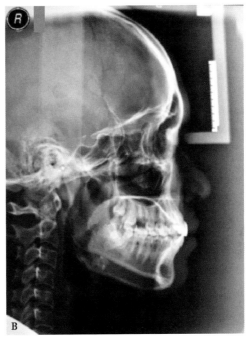

图6-15 左侧下颌骨肥大

A. X线头影测量正位片示左侧下颌骨较对侧肥大；B. X线头影测量侧位片示两侧下颌骨不对称。

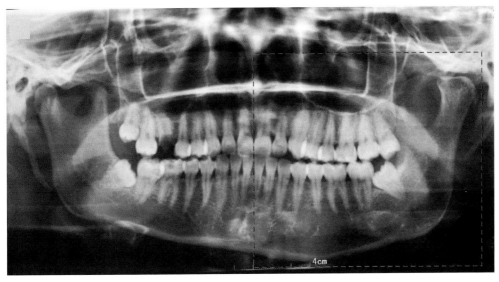

图6-16 同一患者左侧下颌骨肥大的曲面体层片

示红框范围内下颌骨明显较对侧肥大。

（葛志朴　李　刚）

参 考 文 献

[1] 傅民魁. 口腔正畸学. 6 版. 北京：人民卫生出版社，2012.

[2] 田乃学，卢海平，刘怡. 临床 X 线头影测量学. 北京：人民卫生出版社，2016.

[3] HASSEL B，FARMAN A G. Skeletal maturation evaluation using cervical vertebrae. Am J Orthod Dentofacial Orthop，1995，107（1）：58-66.

[4] WHITE S C，PHAROAH M J. Oral radiology：principles and interpretation. 7th ed.St. Louis：Elsevier Mosby，2013.

[5] SICUREZZA E，GRECO M，GIORDANO D，et al. Accuracy of landmark identification on postero-anterior cephalograms. Prog Orthod，2012，13（2）：132-140.

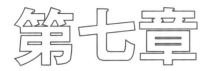

第七章

口腔颌面锥形束 CT 图像的解剖结构

口腔颌面锥形束 CT(cone beam computed tomography，CBCT)最初是在二十世纪八十年代初为血管造影而开发的技术，于九十年代末在口腔医学领域兴起。由于其能从三维角度显示口腔颌面部正常和病变组织结构，一经推出，便在临床中得到广泛应用。口腔颌面锥形束 CT 的优点是放射剂量低，空间分辨率高，能够显示牙及颌骨等硬组织的细微结构，但是密度分辨率比较低，对软组织的显示能力比较弱。所以，一般情况下我们不用 CBCT 观察软组织结构。本章将重点介绍牙及颌骨等硬组织解剖结构。

CBCT 的成像原理是使用一个发散的锥形电离辐射源和一个固定在旋架上的二维面积探测器，提供多幅连续的图像，并直接整合形成容积信息。由于 CBCT 扫描所获得的是容积图像，使得 CBCT 图像可以进行三个正交平面的多平面重建，从而观察者可在轴位、矢状位、冠状位对图像进行系统观察。在实际的阅片过程中，通常需要根据阅片目的对多平面重建的方向进行校正，以便最大程度显示病变范围和内部结构。例如，观察患牙时，需要将各断面调至为顺应牙长轴的方向，整体显示牙齿情况，以便准确判读。由于体层图像缺乏整体观，尤其对初学者来说，认读解剖结构有一定的难度；而正确认识、辨别正常解剖结构是临床影像阅片的关键基础，对临床诊断至关重要。所以，本章节中我们将从 CBCT 体层解剖结构认读和不同区域内的主要解剖结构两个角度，对 CBCT 的影像解剖进行全面阐述。

第一节　正常解剖结构

一、CBCT 体层解剖结构认读

（一）轴位图像

轴位，即横断面，亦称水平面，与人体的正中垂直面呈正交。轴位图像是三维成像技术中的基本图像，是阅片过程中最重要、最基础的观察层面。在 CBCT 图像中，轴位图像经过不同的解剖标志点时，显示的解剖结构亦不相同。CBCT 轴位图像中的主要解剖标志点有颏棘、颏孔、下颌牙槽突顶、切牙孔、髁突颈、眶下孔、眶腔等，现分别描述如下（图 7-1～图 7-8）。

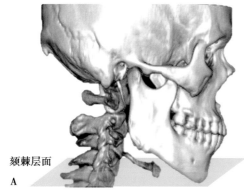

颏棘层面

A

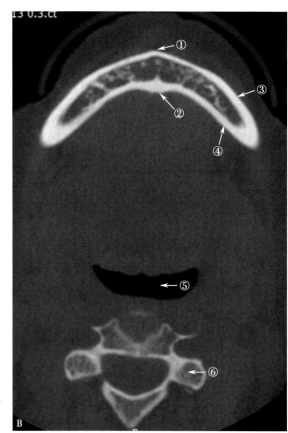

B

①正中联合；②颏棘；③外侧骨皮质；④内侧骨皮质；⑤喉咽腔；⑥颈椎。

图 7-1　CBCT 轴位颏棘层面体层解剖

A. 轴位颏棘层面体层位置示意图；B. 颏棘层面轴位体层解剖。

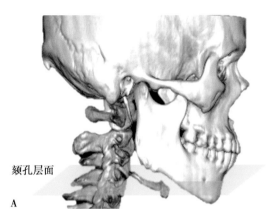

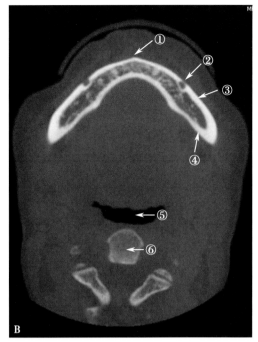

颏孔层面

A

B

①正中联合；②颏孔；③颊侧骨皮质；④舌侧骨皮质；⑤口咽腔；⑥颈椎。

图 7-2　CBCT 轴位颏孔层面体层解剖

A. 轴位体层位置示意图；B. 颏孔层面轴位体层解剖。

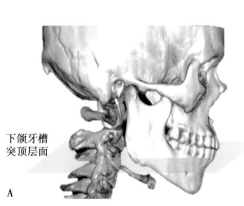

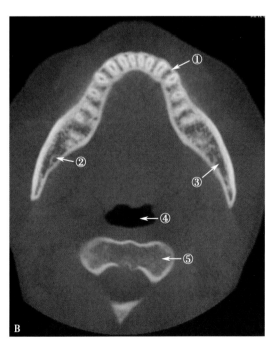

下颌牙槽
突顶层面

A

B

①下颌牙槽骨；②下颌管；③下颌支；④口咽腔；⑤颈椎。

图 7-3　CBCT 轴位下颌牙槽突顶层面体层解剖

A. 轴位下颌牙槽突顶层面体层位置示意图；B. 下颌牙槽突顶层面轴位体层解剖。

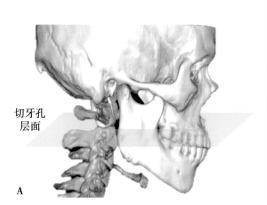
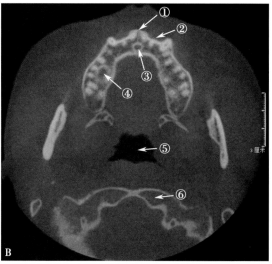

①前鼻棘；②切牙窝；③切牙孔；④上颌窦底；⑤口咽腔；⑥枕骨。

图 7-4　CBCT 轴位切牙孔层面体层解剖

A. 轴位切牙孔层面体层位置示意图；B. 切牙孔层面轴位体层解剖。

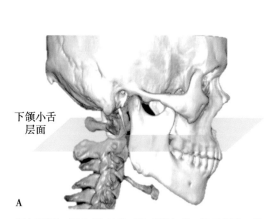
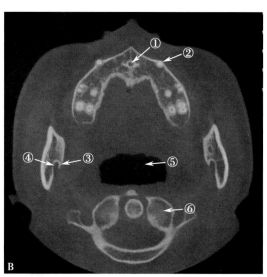

①切牙孔；②上颌尖牙；③下颌小舌；④下颌孔；⑤口咽腔；⑥枕骨。

图 7-5　CBCT 轴位下颌小舌层面体层解剖

A. 轴位下颌小舌层面体层位置示意图；B. 下颌小舌层面轴位体层解剖。

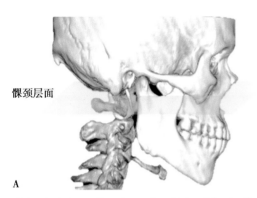

髁颈层面

A

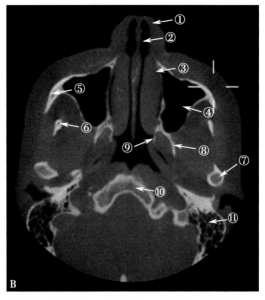

B

①鼻;②鼻中隔;③下鼻甲;④上颌窦;⑤颧骨;⑥喙突;⑦髁突;⑧翼外板;⑨翼内板;⑩枕骨;⑪乳突蜂房。

图 7-6　CBCT 轴位髁颈层面体层解剖

A. 轴位髁颈层面体层位置示意图;B. 髁颈层面轴位体层解剖。

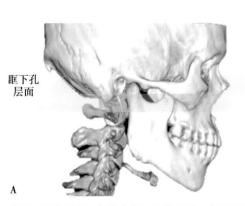

眶下孔
层面

A

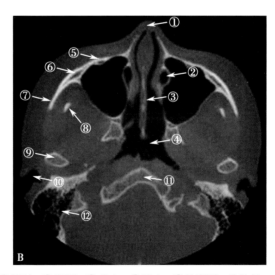

B

①鼻;②鼻泪管;③鼻中隔;④鼻咽腔;⑤眶下管;⑥颧骨;⑦颧弓;⑧喙突;⑨髁突;⑩外耳道;⑪枕骨;⑫乳突蜂房。

图 7-7　CBCT 轴位眶下孔层面体层解剖

A. 轴位眶下孔层面体层位置示意图;B. 眶下孔层面轴位体层解剖。

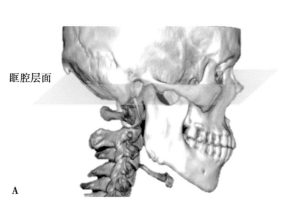

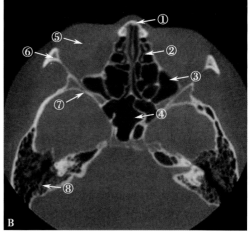

①鼻骨；②筛窦；③上颌窦；④蝶窦；⑤眼球；⑥颧骨额蝶突；⑦视神经管；⑧乳突蜂房。

图 7-8 CBCT 轴位眶腔层面体层解剖

A. 轴位眶腔层面体层位置示意图；B. 眶腔层面轴位体层解剖。

（二）冠状位图像

冠状位图像，即沿左右方向将人体图像分为前、后两部分的断面，与人体轴位图像相垂直的图像。冠状位中，通过主要解剖结构标志点，如鼻根、颏孔、第一恒磨牙、翼突、下颌孔等的图像中的解剖结构如图 7-9～图 7-13 所示。

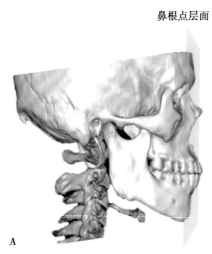

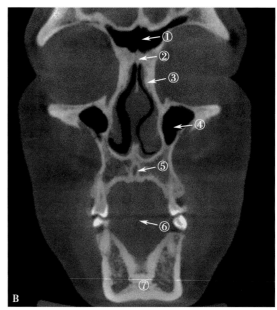

①额窦；②鼻骨；③上颌骨额突；④上颌窦；⑤切牙管；⑥口腔；⑦正中联合。

图 7-9 CBCT 冠状位鼻根点层面体层解剖

A. 冠状位鼻根点层面体层位置示意图；B. 鼻根点层面冠状位体层解剖。

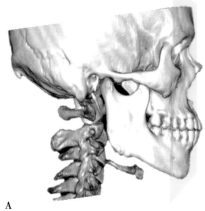

颏孔层面

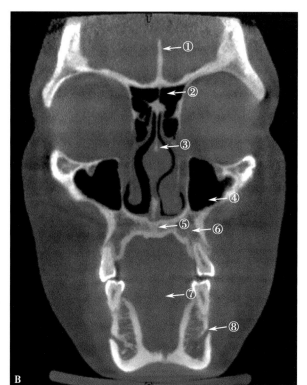

①鸡冠；②筛窦；③鼻中隔；④上颌窦；⑤硬腭；⑥上颌牙槽骨；⑦口腔；⑧颏孔和颏管。

图7-10 CBCT冠状位颏孔层面体层解剖

A. 冠状位颏孔层面体层位置示意图；B. 颏孔层面冠状位体层解剖。

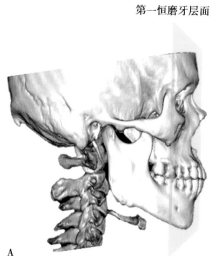

第一恒磨牙层面

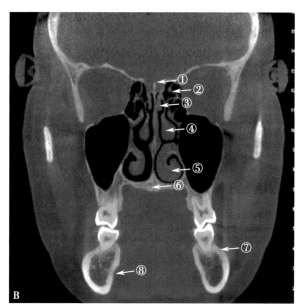

①鸡冠；②筛窦；③上鼻甲；④中鼻甲；⑤下鼻甲；⑥腭隆突；⑦牙槽骨；⑧下颌下腺窝。

图7-11 CBCT冠状位第一恒磨牙层面体层解剖

A. 冠状位第一恒磨牙层面体层位置示意图；B. 第一恒磨牙层面冠状位体层解剖。

翼突层面

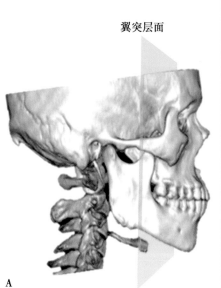

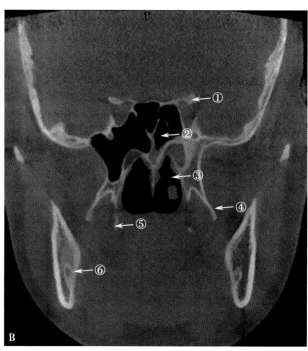

A

B

①蝶骨小翼；②蝶窦；③鼻咽腔；④翼外板；⑤翼内板；⑥下颌管。

图7-12　CBCT冠状位翼突层面体层解剖

A. 冠状位翼突层面体层位置示意图；B. 翼突层面冠状位体层解剖。

下颌孔层面

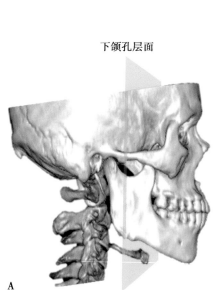

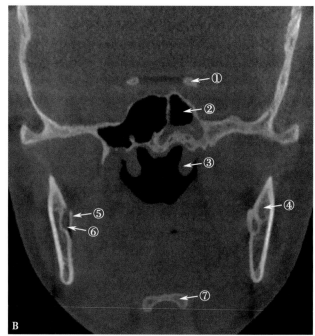

A

B

①前床突；②蝶窦；③咽鼓管圆枕；④下颌支；⑤下颌小舌；⑥下颌孔；⑦舌骨。

图7-13　CBCT冠状位下颌孔层面体层解剖

A. 冠状位下颌孔层面体层位置示意图；B. 下颌孔层面冠状位体层解剖。

（三）矢状位图像

矢状位图像，即按前后方向将人体分为左、右两部分的断面，与人体轴位、冠状位图像相垂直的图像。通过头颅正中、鼻甲、上颌骨长轴矢状位图像中的主要解剖结构如图 7-14～图 7-16 所示。

正中层面

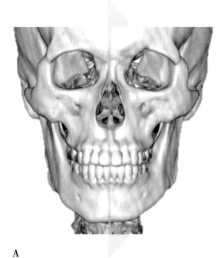
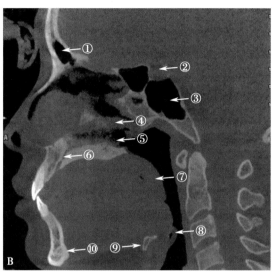

①额窦；②垂体窝；③蝶窦；④下鼻甲；⑤下鼻道；⑥切牙管；⑦软腭；⑧会厌；⑨舌骨；⑩颏棘。

图 7-14 CBCT 矢状位正中层面体层解剖

A. 矢状位正中层面体层位置示意图；B. 正中层面矢状位体层解剖。

鼻甲层面

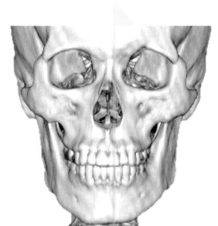
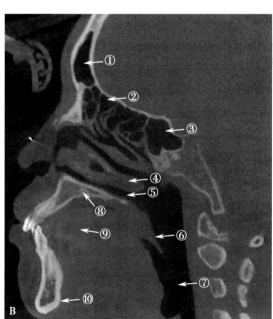

①额窦；②筛窦；③蝶窦；④下鼻甲；⑤下鼻道；⑥软腭；⑦气道；⑧硬腭；⑨舌；⑩下颌骨。

图 7-15 CBCT 矢状位鼻甲层面体层解剖

A. 矢状位鼻甲层面体层位置示意图；B. 鼻甲层面矢状位体层解剖。

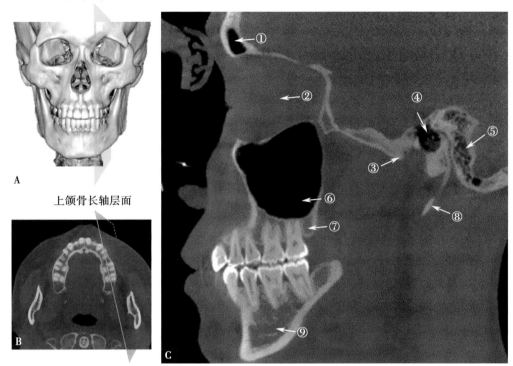

①额窦；②眶腔；③关节结节；④外耳道；⑤乳突蜂房；⑥上颌窦；⑦上颌结节；⑧茎突；⑨下颌管。

图 7-16　CBCT 矢状位上颌骨长轴层面体层解剖

A、B. 矢状位上颌骨长轴层面体层位置示意图；C. 上颌骨长轴层面矢状位体层解剖。

二、不同区域内的主要解剖结构

（一）上颌前牙区

1. 前鼻棘　前鼻棘由双侧上颌骨前部尖端的突起共同构成。在上颌前部轴位 CBCT 图像上可清楚观察到该结构（图 7-17）。

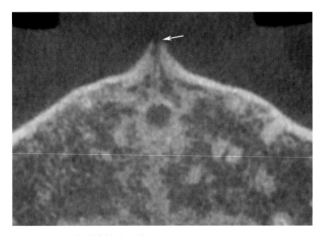

图 7-17　前鼻棘（箭头示）

2. 切牙孔、切牙管　切牙孔，或称腭前孔，其解剖位置位于双侧上颌骨腭突前端在上颌中切牙的腭侧，自该孔向上后方通入切牙管，管内有鼻腭神经及血管通过（图 7-18）。

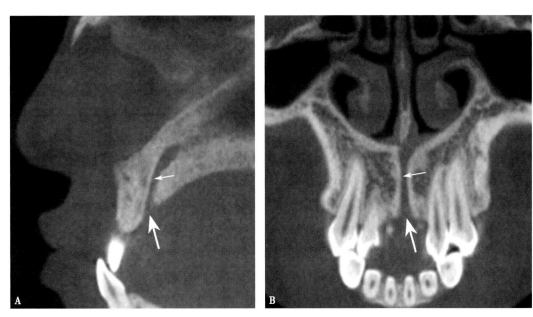

图 7-18　切牙管和切牙孔

A. CBCT 矢状位图像示切牙管（细箭头示）和切牙孔（粗箭头示）；B. CBCT 冠状位图像示切牙管（细箭头示）和切牙孔（粗箭头示）。

3. 腭中缝、硬腭　腭中缝为双侧上颌骨腭突于中线相接形成；硬腭前 3/4 由双侧上颌骨腭突构成，硬腭后 1/4 由腭骨水平部构成。在上颌前部 CBCT 图像中，观察到的硬腭部分主要为双侧上颌骨腭突构成的硬腭部分（图 7-19）。

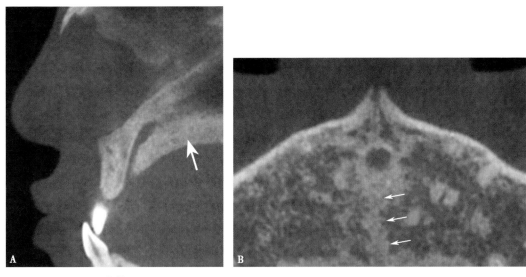

图 7-19　硬腭和腭中缝

A. CBCT 矢状位图像示硬腭（粗箭头示）；B. CBCT 轴位图像示腭中缝（细箭头示）。

（二）上颌后牙区

上颌结节　上颌结节为上颌后牙区的重要解剖结构之一，位于上颌骨体部的后面，为一粗糙的隆起，是翼内肌浅头的起点（图7-20）。

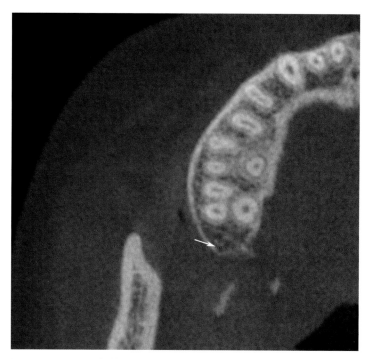

图7-20　CBCT轴位图像示上颌结节（箭头示）

（三）下颌前牙区

1. 正中联合　正中联合为位于下颌正中的骨嵴，在胚胎时期由左、右两份合成（图7-21）。

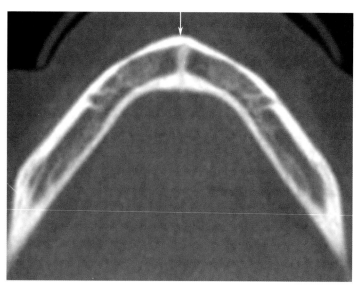

图7-21　CBCT轴位图像示正中联合（箭头示）

2. 颏结节　在正中联合两旁近下颌体下缘处,左右各有一隆起为颏结节,如图 7-22 中箭头所示。颏结节为外斜线的起点。

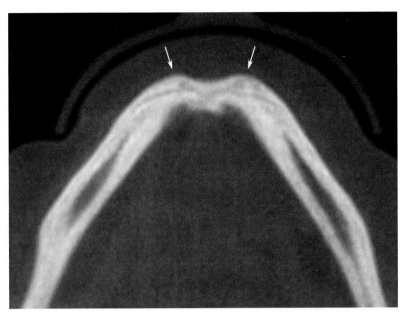

图 7-22　CBCT 轴位图像示颏结节(箭头示)

3. 颏棘　颏棘位于下颌骨舌侧,略高于下颌体下缘,位于中线上。通常分为上下两对骨性突起,分别为颏舌肌和颏舌骨肌的起点。在 CBCT 图像上,通常需要将轴位图像调整至与下颌体下缘大致平行,能够比较清楚地显示这个解剖结构(图 7-23)。

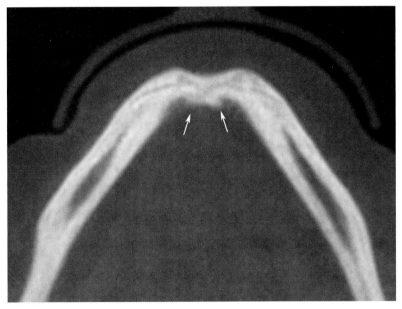

图 7-23　CBCT 轴位图像示颏棘(箭头示)

4. 舌侧管、舌孔　下颌骨中线舌侧通常有孔，即舌孔，有 2 个或更多，位于颏棘周围。舌孔通常呈圆形，是舌侧管在下颌骨舌侧的开口，在切牙根尖下方的中线上有一个清晰的高密度边界。舌孔可以辅助判断中线，从而确定牙位（图 7-24）。

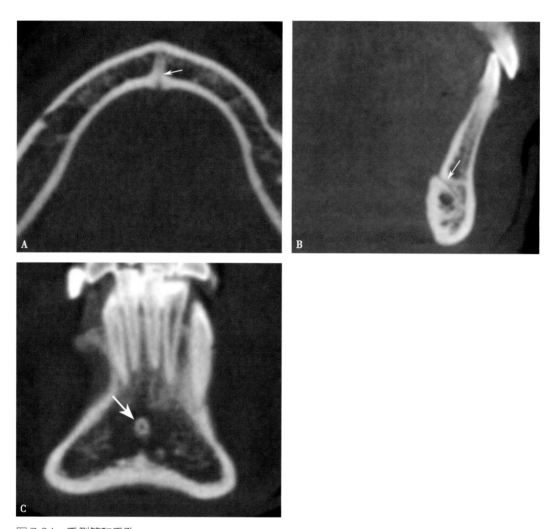

图 7-24　舌侧管和舌孔
A. CBCT 轴位图像示舌侧管（细箭头示）；B. CBCT 矢状位图像示舌侧管（细箭头示）；C. CBCT 冠状位图像示舌孔（粗箭头示）。

5. 颏孔　在前牙区小视野图像中，通常可以观察到颏孔的影像，所以我们把颏孔放在本节讲解。

颏孔位于外斜线的上方，下颌第二前磨牙或第一、第二前磨牙之间的下方，在孔内有颏神经、血管通过。颏孔的位置随年龄的增长而逐渐上移和后移（图 7-25）。

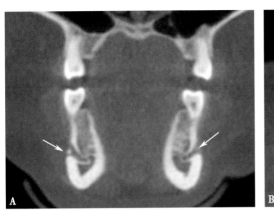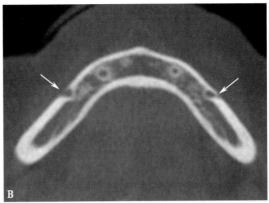

图 7-25　颏孔（箭头示）

A. CBCT 冠状位图像示颏孔；B. CBCT 轴位图像示颏孔。

（四）下颌后牙区

1. 下颌管　下颌管是位于下颌骨骨松质间的骨密质管道，在 CBCT 图像中可以看到致密的下颌管壁；当受到病变累及时，邻近下颌管可发生移位，或致密管壁影像有破坏、消失的征象。

在下颌支内，该管行向前下，于下颌体内则向前几乎呈水平位，当其经过下颌诸牙槽窝下方时，沿途发出小管至各个牙槽窝，以通下牙槽神经、血管等（图 7-26）。

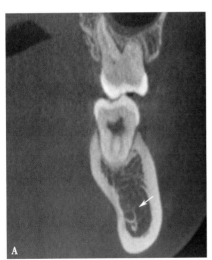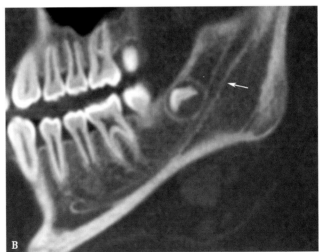

图 7-26　下颌管（箭头示）

A. CBCT 冠状位图像示下颌管；B. CBCT 矢状位图像示下颌管。

2. 下颌下腺窝　图 7-27 箭头示下颌下腺窝。下颌下腺窝与下颌下腺相接，下颌下腺窝为一个三角形区域，由上侧的下颌舌骨线和下颌体下缘围成。

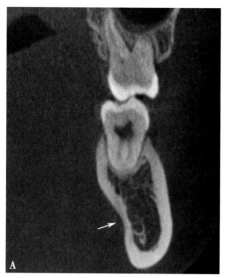
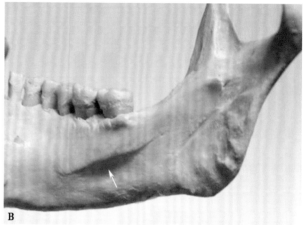

图 7-27 下颌下腺窝（箭头示）

A. CBCT 冠状位图像示下颌下腺窝；B. 右侧下颌骨标本示下颌下腺窝。

　　3. 下颌角、角前切迹　下颌角为下颌体下缘与下颌支后缘相连接的转角处；下颌角向前与下颌体下缘移行成一凹陷结构为角前切迹（图 7-28）。

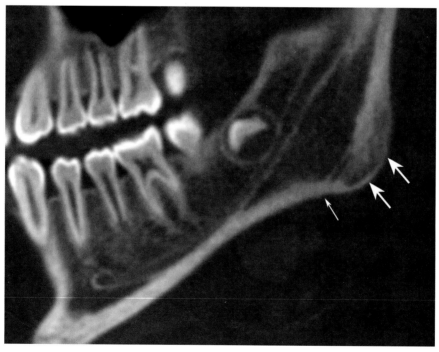

图 7-28　CBCT 斜矢状位图像示下颌角（粗箭头示）和角前切迹（细箭头示）

4. 下颌孔、下颌小舌　下颌孔呈漏斗形，口朝向后上方；在下颌孔前方有锐薄的小骨片，为下颌小舌，为蝶下颌韧带附着处（图7-29）。

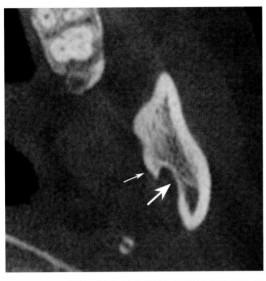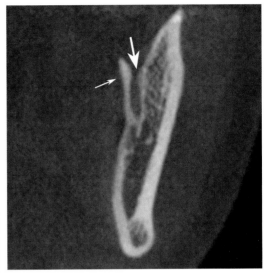

图7-29　下颌小舌（细箭头示）和下颌孔（粗箭头示）

（五）其他常见解剖结构

1. 上颌窦　上颌窦为上颌骨内的锥形体腔，上颌窦腔大小不等，甚至同一个体两侧的上颌窦大小也不相等（图7-30）。

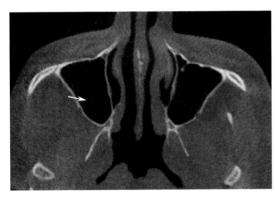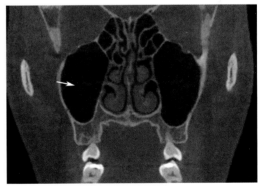

图7-30　上颌窦窦腔（箭头示）

2. 翼内板、翼外板　在上颌后牙区的CBCT图像上，通常可看到蝶骨翼突的翼内板和翼外板。翼内板形态窄而长，下端向外弯曲形成翼钩；翼外板形态则宽而薄（图7-31）。

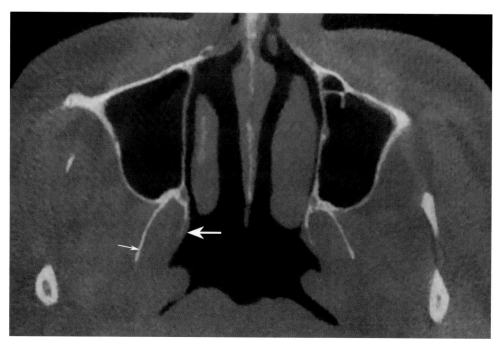

图 7-31　翼外板（细箭头示）和翼内板（粗箭头示）

3. 颧骨、颧弓　颧骨形似菱形，是上颌骨与颅骨之间的主要支架结构，颧骨向后外方延伸为颧弓。颧弓由颧骨颞突和颞骨颧突构成，为面部的骨性隆凸（图 7-32）。

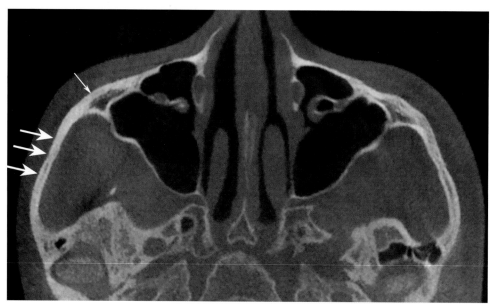

图 7-32　颧骨（细箭头示）和颧弓（粗箭头示）

第二节　解剖结构变异

1. 切牙管形态变异　切牙管或切牙孔较大时,应注意与鼻腭管囊肿鉴别。当切牙管宽度超过6cm或圆柱形切牙管壁膨大呈弧形并伴有邻牙移位时,需要注意除外囊肿。常见的切牙管形态,包括锥形、香蕉形、漏斗形、沙漏形、狭窄形等(图7-33)。

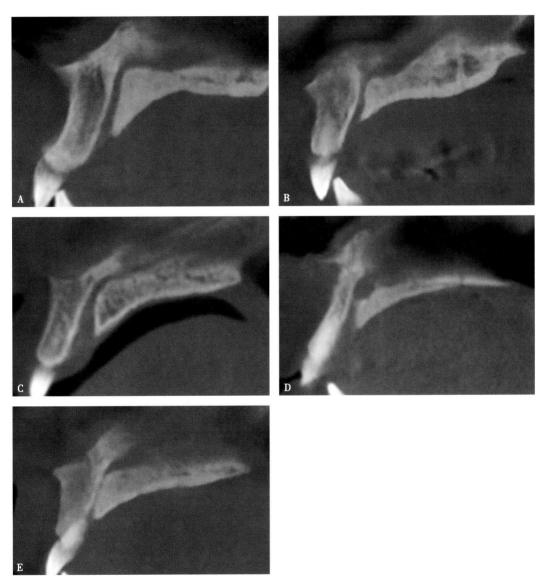

图 7-33　CBCT 矢状位图像常见的切牙管形态
A. 锥形;B. 香蕉形;C. 漏斗形;D. 沙漏形;E. 狭窄形。

2. 下颌管变异 常见下颌管分支类型如图 7-34 所示。有研究表明,在我国北方人群中,下颌管分支的发生率为 13.2%,其中磨牙后区下颌管分支的发生率最高。CBCT 图像能够清楚显示下颌管的分支情况,这对于临床,尤其是下颌相关手术,是非常重要的。

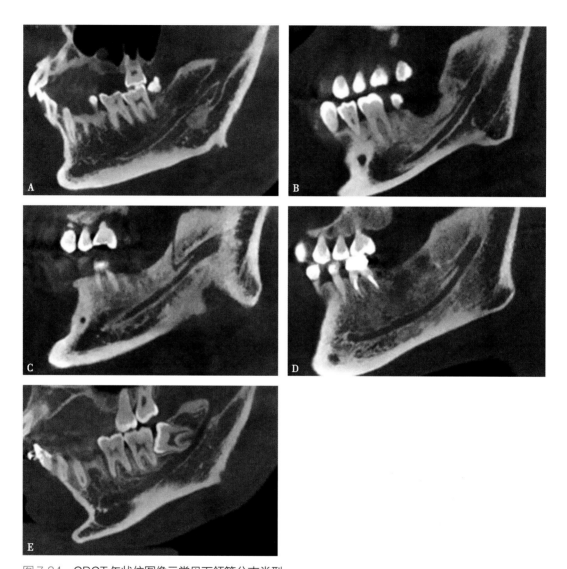

图 7-34 CBCT 矢状位图像示常见下颌管分支类型
A. 双管型分支;B. 前进型分支;C. 磨牙后区型分支;D. 特殊型分支;E. 牙管型分支。

3. 上颌窦变异 上颌窦底壁的解剖变异,如上颌窦分隔、低位上颌窦等,在 X 线片上可能会被误诊为根尖周病变或上颌骨占位性病变等(图 7-35~图 7-37)。应结合 CBCT 或 CT 影像仔细观察,同时要紧密结合临床情况审慎作出判断。

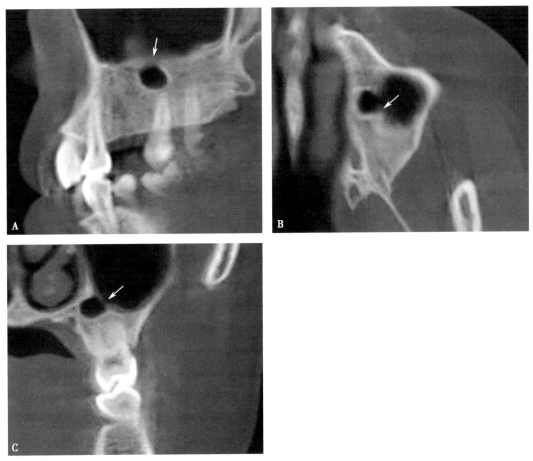

图 7-35　CBCT 矢状位（A）、轴位（B）及冠状位（C）图像中的上颌窦分隔（箭头示）

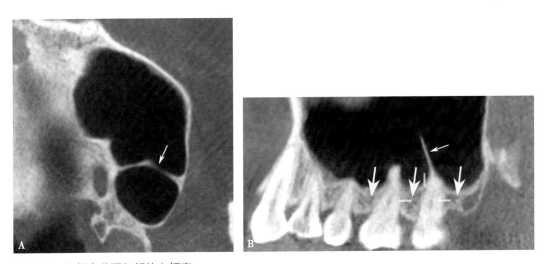

图 7-36　上颌窦分隔和低位上颌窦

A. CBCT 轴位图像示上颌窦分隔（细箭头示）；B. CBCT 矢状位图像示上颌窦分隔（细箭头示）和低位上颌窦（粗箭头示）。

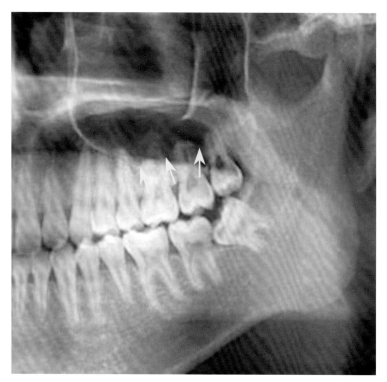

图 7-37 位于牙根间的上颌窦底壁(箭头示)

(马若晗 谢晓艳 李 刚)

参 考 文 献

[1] 马绪臣. 口腔颌面医学影像学. 2 版. 北京: 北京大学医学出版社, 2014.

[2] 赵士杰, 皮昕. 口腔颌面部解剖学. 2 版. 北京: 北京大学医学出版社, 2014.

[3] WHITE S C, PHAROAH M J. Oral radiology: principles and interpretation. 7th ed.St. Louis: Elsevier Mosby, 2013.

[4] ETOZ M, SISMAN Y. Evaluation of the nasopalatine canal and variations with cone-beam computed tomography. Surg Radiol Anat, 2014, 36(8): 805-812.

[5] ZHANG Y Q, ZHAO Y N, LIU D G, et al. Bifid variations of the mandibular canal: cone beam computed tomography evaluation of 1000 Northern Chinese patients. Oral Surg Oral Med Oral Pathol Oral Radiol, 2018, 126(5): e271-e278.

[6] 高倩倩, 刘艳艳, 葛志朴. 青岛地区 800 例口腔医院门诊患者分叉下颌管的 CBCT 研究. 现代口腔医学杂志, 2022, 36(2): 115-118.

第八章

上颌窦的 X 线影像解剖

上颌窦位于上颌骨内,是容积最大的鼻窦,为一充满空气的腔(图 8-1)。上颌窦的窦腔呈锥体形,锥体的底为鼻腔外侧壁,其尖伸向上颌骨颧突。上颌窦上壁为上颌骨眶面,前外壁为上颌骨的前外面,后壁为上颌骨后面,下壁为上颌骨牙槽突(图 8-2)。临床所说上颌窦底一般多指上颌窦下壁。

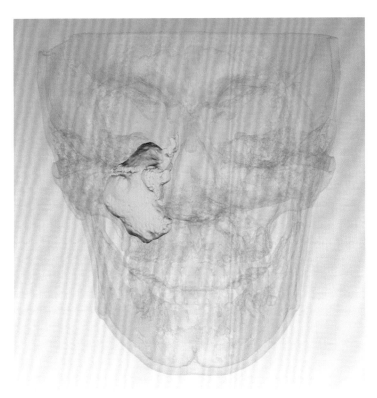

图 8-1　上颌窦三维重建图(绿色部分示)

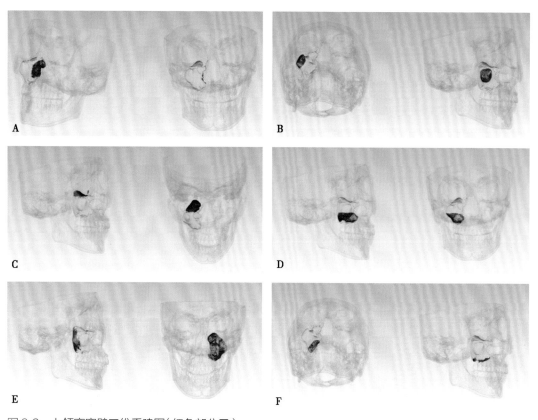

图8-2 上颌窦窦壁三维重建图(红色部分示)

A. 鼻腔外侧壁——锥体底;B. 上颌窦伸向颧突部分——锥体尖;C. 上颌窦上壁;D. 上颌窦前外侧壁;
E. 上颌窦后壁;F. 上颌窦下壁。

上颌窦发育较早并发生生理性气化,使得窦腔逐渐增大。新生儿时在眼眶内下方形成裂隙,4周岁时上颌窦腔外缘可达眶下管附近,在8~9岁时窦下壁与鼻底在同一水平,15岁以后下壁达牙槽突水平,成人的窦腔充分气化后,下壁多较鼻底低。牙缺失后上颌窦会进一步气化,导致牙槽骨的垂直高度降低,有时甚至只有纸样薄层骨板将上颌窦和口腔黏膜分开。据文献报道,上颌窦的平均体积约为10.5~18.0mL。

上颌窦下壁与上颌后牙牙根的位置关系、上颌窦分隔的位置和数目、上颌窦前壁血管走行,以及上颌窦与鼻腔的通道是否通畅,具有较高的临床相关性,医师在进行相关操作时需要注意。

第一节　上颌窦正常影像解剖

一、根尖片中的上颌窦影像

我们一般在上颌后牙根尖片上能够观察到上颌窦下壁的影像(图8-3),少数人上颌窦充分气化后会延伸到前牙区,所以有时在上颌前牙根尖片也会看到上颌窦影像(图8-4)。

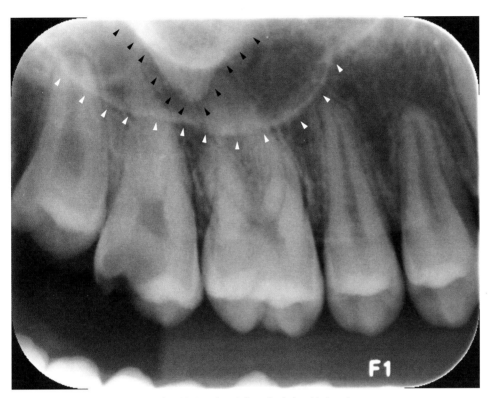

图8-3　根尖片示上颌窦下壁(白箭头示)和上颌骨颧突(黑箭头示)

上颌后牙根尖片中一般同时也能够观察到上颌骨颧突的影像,与上颌窦腔重叠,易产生混淆。根尖片中上颌骨颧突的影像与上颌窦影像重叠是由上颌后牙区根尖片投照时 X 线穿透路径决定的。其投影原理示意图见图8-5。

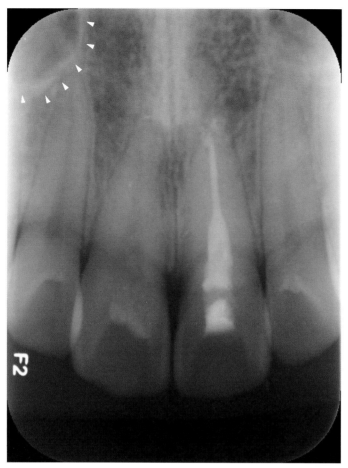

图 8-4　上颌前牙根尖片示上颌窦影像（白箭头示）

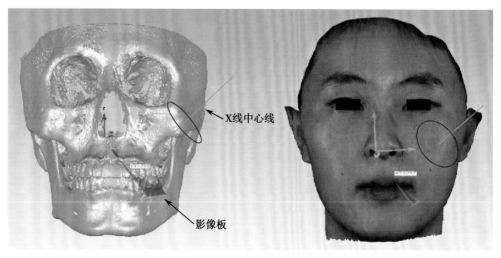

X线中心线

影像板

图 8-5　上颌后牙区根尖片投照 X 线路径示意图

二、曲面体层片中的上颌窦影像

曲面体层片中我们时常能观察到双侧上颌骨内上颌窦后壁和下壁的影像。由于曲面体层片为二维图像，不可避免地存在多种解剖结构重叠的问题，而且曲面体层摄影存在成像体层域，体层域外的结构变形、重叠在一起，使得医师辨认曲面体层片上的解剖结构存在一定程度的困难。可将曲面体层片理解为 1 张 X 线头影测量正位片 + 2 张 X 线头影测量侧位片，以方便理解其解剖结构。对于初学者，有时曲面体层片上的上颌窦影像易与上颌骨颧突的剖面相混淆（图 8-6）。上颌骨颧突剖面的圈形轮廓影像是由于曲面体层成像时，体层域"削过"上颌骨颧突，留下颧突的"剖面图"（图 8-7）。

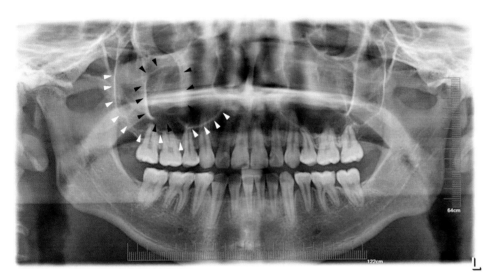

图 8-6　全口牙位曲面体层片示上颌窦壁（白箭头示）和上颌骨颧突（黑箭头示）

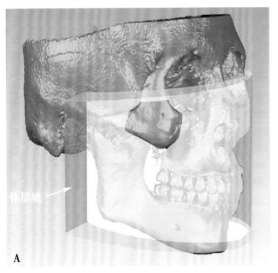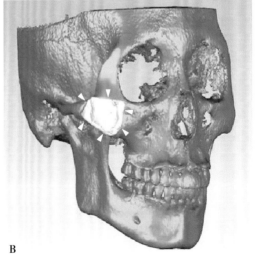

图 8-7　曲面体层摄影上颌骨颧突剖面形成示意图
A. 曲面体层部分体层域"削过"上颌骨颧突；B. 形成上颌骨颧突的"剖面图"（白箭头示）。

三、CBCT图像中的上颌窦影像

CBCT为口腔医学领域最常使用的三维成像设备,其图像默认显示为经典的MPR三视图,即矢状位图、冠状位图及轴位图。此外,还可依据观察目的进行斜位重建(oblique reformation)。上颌窦在CBCT图像上的显示见图8-8~图8-11。

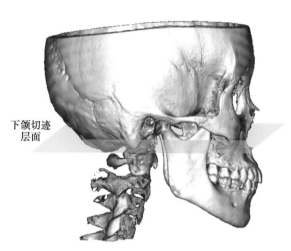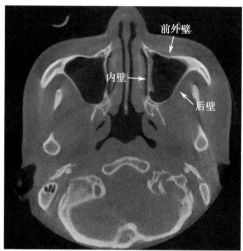

图8-8 CBCT轴位示下颌切迹层面的上颌窦解剖结构

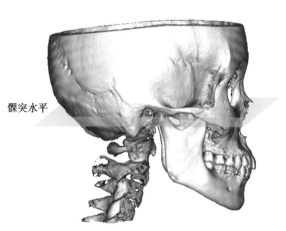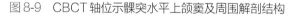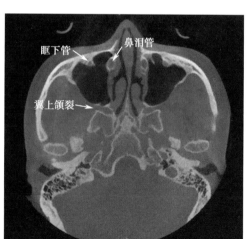

图8-9 CBCT轴位示髁突水平上颌窦及周围解剖结构

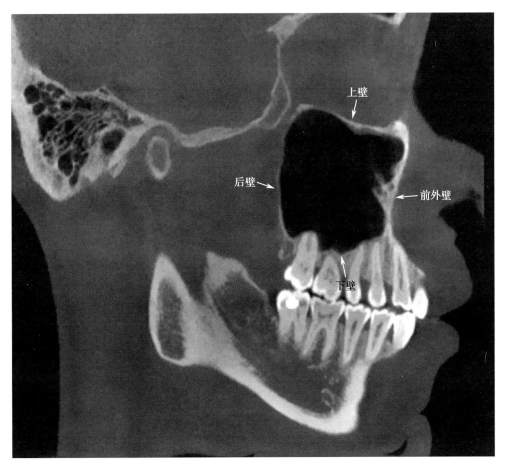

图 8-10　CBCT 斜矢状位示上颌窦解剖结构

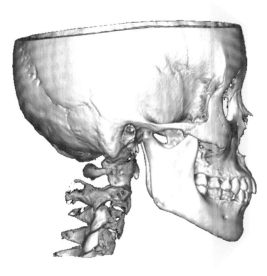

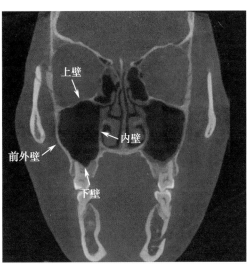

图 8-11　CBCT 冠状位示上颌窦解剖结构

第二节　临床工作中需要注意的上颌窦解剖结构

一、上颌窦与牙根的位置关系

上颌窦下壁与上颌后牙牙根毗邻，中间间隔以较厚或较薄的骨质，或无骨质而仅覆盖黏膜。牙源性感染可由上颌后牙根尖蔓延至上颌窦，引起上颌窦炎症。临床上拔除上颌后牙及摘除断根时，应注意牙根与上颌窦下壁的关系，以免穿通窦壁造成口腔上颌窦瘘，甚至将断根推入上颌窦内。此外，行上颌窦根治术时，刮除窦壁应避免伤及根尖。

上颌窦与上颌后牙根尖的位置关系，可以分为根尖距上颌窦下壁有一定距离（图 8-12）、根尖与上颌窦下壁相切（图 8-13）及根尖高于上颌窦下壁（图 8-14）。

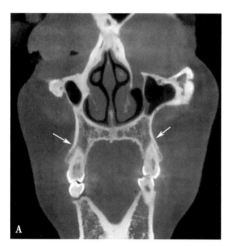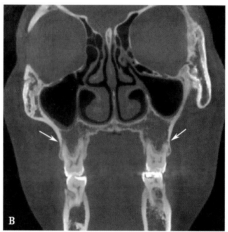

图 8-12　CBCT 冠状位示根尖距上颌窦下壁有一定距离（箭头示）
A. 15、25 根尖距上颌窦下壁有一定距离；B. 16、26 根尖距上颌窦下壁有一定距离。

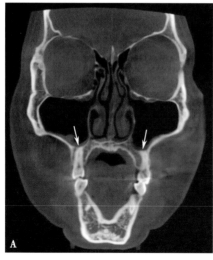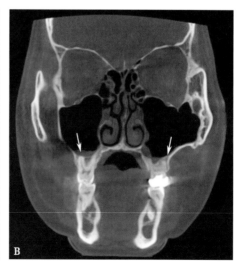

图 8-13　CBCT 冠状位示根尖与上颌窦下壁相切（箭头示）
A. 15、25 根尖与上颌窦下壁相切；B. 16、26 根尖与上颌窦下壁相切。

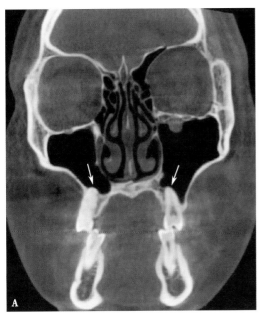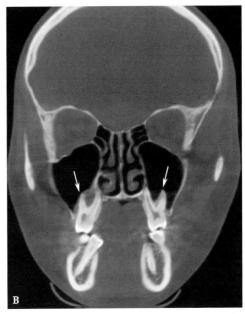

图 8-14　CBCT 冠状位示根尖高于上颌窦下壁（箭头示）

A. 15、25 根尖高于上颌窦下壁；B. 16、26 根尖高于上颌窦下壁。

　　临床需要注意的是，有时在二维的根尖片、曲面体层片中，上颌后牙牙根与上颌窦的位置关系根据投照角度原因会和三维的 CBCT 图像上观察到的位置关系有所区别，此时应以 CBCT 为准，例如某一患者的全口牙位曲面体层片示右侧上颌磨牙牙根进入上颌窦（图 8-15），而 CBCT 图像则显示右侧上颌磨牙牙根与上颌窦底相切（图 8-16）。

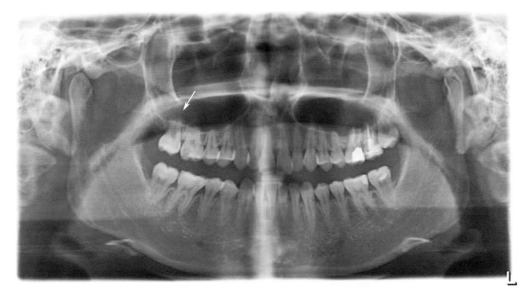

图 8-15　全口牙位曲面体层片示右侧上颌磨牙牙根进入上颌窦（箭头示）

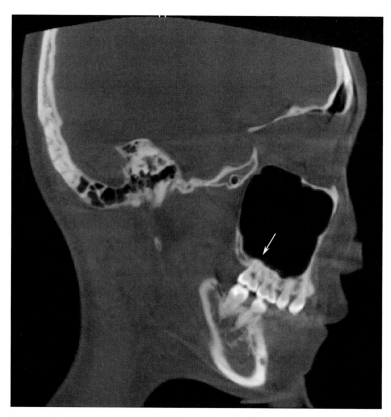

图 8-16　CBCT 斜矢状位示右侧上颌磨牙牙根与上颌窦底相切(箭头示)

二、上颌窦黏膜

上颌窦黏膜的正常厚度约为 0.3～0.8mm,超过这个标准可以称为黏膜增厚(图 8-17)。黏膜过度增厚可以影响种植手术的过程和结果。

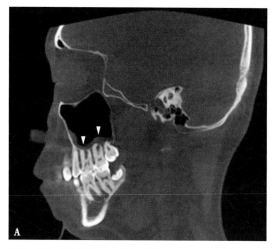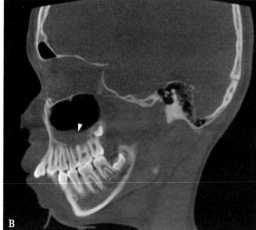

图 8-17　CBCT 斜矢状位图像示不同程度的上颌窦黏膜增厚(白箭头示)
A. 黏膜轻度增厚; B. 黏膜中度增厚。

三、上颌窦分隔

上颌窦内有时会存在薄层骨凸起，通常起自上颌窦的下壁或侧壁，称为上颌窦分隔（图 8-18，图 8-19）。2012 年一项囊括了 8 923 个上颌窦的荟萃分析显示，上颌窦分隔的总体发生率为 28.4%。无牙颌上颌窦分隔的发生率显著高于牙列完整的上颌窦。上颌窦分隔主要位于磨牙区域（54.6%），前磨牙区域（24.4%）及上颌后部区域（21.0%）。上颌窦分隔平均高度为 7.5mm。上颌窦分隔的存在对口腔种植上颌窦底提升术时窦底黏膜的完整剥离有一定影响。有时，上颌窦分隔与低位上颌窦的存在，会在局部形成囊肿样的类圆形"低密度影"，易被误诊为囊肿或根尖周病变（图 8-20）。

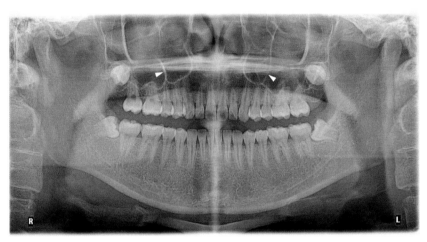

图 8-18　全口牙位曲面体层片示上颌窦分隔（白箭头示）

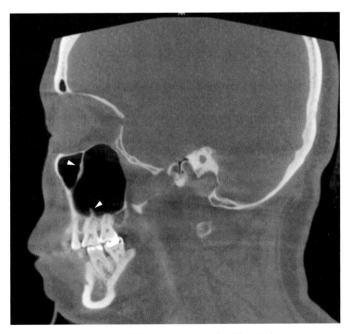

图 8-19　CBCT 斜矢状位示上颌窦分隔（白箭头示）

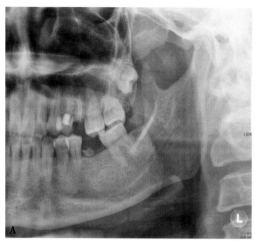
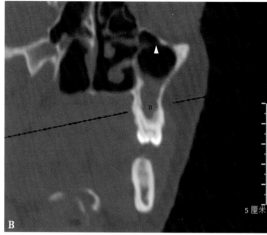
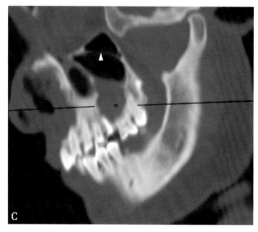

图 8-20　上颌窦分隔类似根尖周囊肿的表现

A. 全口牙位曲面体层片（局部）示 25、26 根尖周区类圆形中等密度影；B、C. CBCT 冠状位（B）、矢状位（C）图像示上颌窦分隔（白箭头示）和黏膜增厚。

四、上颌窦动脉

上颌窦前壁血供主要来源于上牙槽后动脉及眶下动脉，两者在上颌窦前壁常形成骨内和骨外的吻合支，骨内吻合支主要供应上颌窦侧壁和窦内黏膜，骨外吻合支则主要供应骨膜和颊侧的牙龈等。骨内吻合支因其与上颌窦前壁的紧密联系，又称为上颌窦动脉。有文献依据上颌窦动脉与上颌窦前壁的位置关系，将上颌窦动脉分为窦内型（动脉位于上颌窦黏膜下方）、骨内型（完全位于上颌窦骨壁内）和表浅型（位于上颌窦前壁外侧骨膜下方）（图 8-21～图 8-23）。从发生频率上看，一般骨内型所占比例最高，窦内型次之，表浅型很少。其管径大小不一，有时位置比较低，上颌窦底提升术时有可能伤及此血管束造成出血。

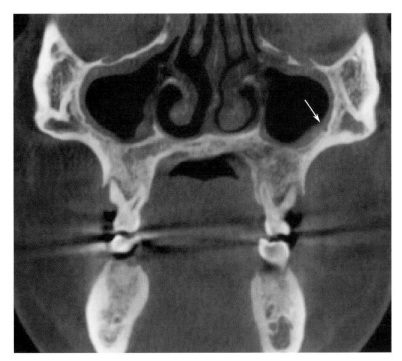

图 8-21　CBCT 冠状位示上颌窦动脉（窦内型）（箭头示）

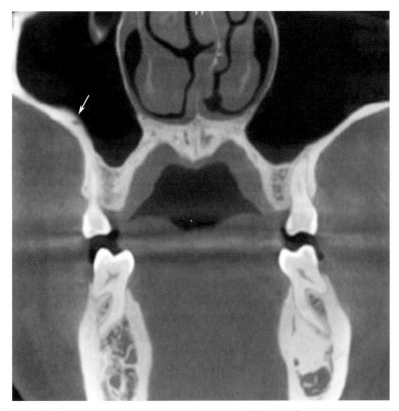

图 8-22　CBCT 冠状位示上颌窦动脉（骨内型）（箭头示）

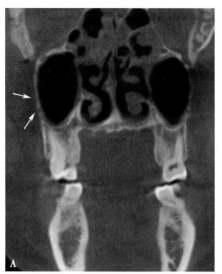
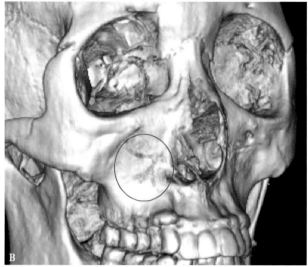

图 8-23 上颌窦动脉（表浅型）

A. CBCT 冠状位示上颌窦动脉（箭头示）；B. 同一患者 CBCT 三维重建示上颌窦动脉骨面压迹。

五、上颌窦裂孔和半月裂孔

上颌窦通过狭窄的筛漏斗（infundibulum）与鼻腔中鼻道相通。此通道上颌窦一侧的开口，被称为"上颌窦裂孔"或"上颌窦口"（ostium of maxillary sinus），而通道另一侧鼻腔的开口被称为"半月裂孔"（hiatus semilunaris）（图 8-24）。上颌窦底提升术时，需要评估此通道是否通畅，是否有助于上颌窦手术后积液的引流。

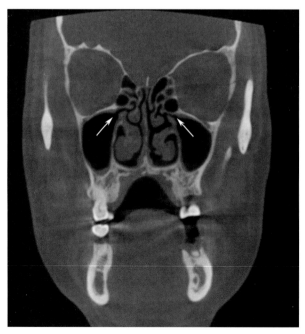

图 8-24 CBCT 冠状位示双侧上颌窦裂孔（白箭头示）

第三节　解剖结构变异

　　上颌窦发育性的结构变异主要为上颌窦发育不全。在正常大小的上颌窦中，窦底水平位于鼻腔的下方。相反，在发育不全的上颌窦中，上颌窦底水平高于鼻腔底部（图8-25）。上颌窦发育不全的发生率在文献中报道为4%～5%。

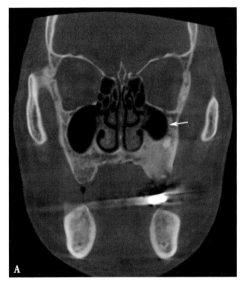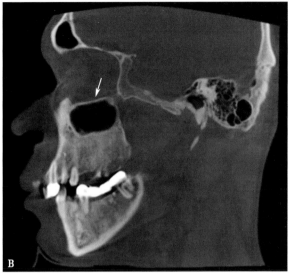

图8-25　左侧上颌窦发育不全（箭头示）
A. CBCT 冠状位；B. CBCT 斜矢状位。

（葛志朴　李　刚）

参 考 文 献

[1]　阿克斯，罗赞诺夫. 实用临床口腔解剖精要. 徐宝华，张晔，岳嵚，译. 沈阳：辽宁科学技术出版社，2021.

[2]　孟存芳. 口腔颌面部 CT 诊断学. 2 版. 北京：人民卫生出版社，2014.

[3]　RADMAND F，RAZI T，BASERI M，et al. Anatomic evaluation of the posterior superior alveolar artery using cone-beam computed tomography: a systematic review and meta-analysis. Imaging Sci Dent，2023，53（3）：177-191.

[4]　WHITE S C，PHAROAH M J. Oral radiology: principles and interpretation. 7th ed.St. Louis: Elsevier Mosby，2013.

[5]　WHYTE A，BOEDDINGHAUS R. The maxillary sinus: physiology，development and imaging anatomy. Dentomaxillofac Radiol，2019，48（8）：20190205.

第九章

颞下颌关节的 X 线影像解剖

全面了解颞下颌关节的解剖和形态至关重要，这样才不会将正常的变异误认为异常。颞下颌关节的硬组织结构是由下颌骨和颞骨的关节窝构成的。颞下颌关节的独特之处，在于虽然在解剖学上它们是两个独立的关节，但它们是作为一个整体行使功能的。

第一节　正常解剖结构

颞下颌关节主要由颞骨关节窝、关节结节、下颌骨髁突、关节盘和关节囊、囊内外韧带组成。关节盘位于颞骨关节窝、关节结节和下颌骨髁突之间，而关节囊则附着于三者的周围将其紧密联系在一起。

1. 髁突　髁突分为髁突头和髁突颈两部分。髁突头略呈卵圆形，其上表面为关节面，由一横嵴将其分为前后两个部分，前面部分称为前斜面，为颞下颌关节的主要工作面，后面的部分为后斜面。髁突头的内外两侧各有一突起，分别称为内极和外极。髁突头向下为较窄的髁突颈（图 9-1）。

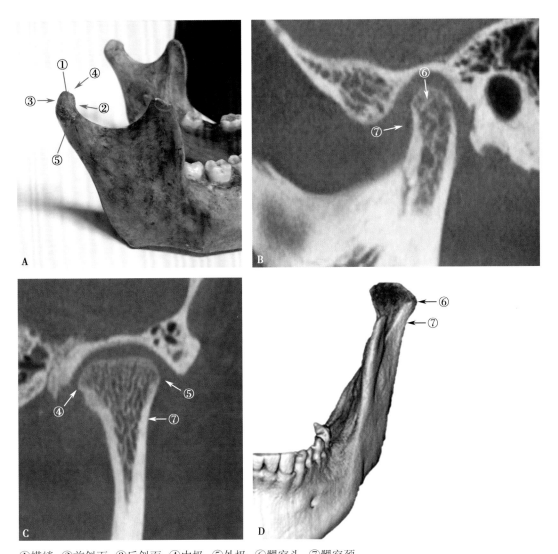

①横嵴；②前斜面；③后斜面；④内极；⑤外极；⑥髁突头；⑦髁突颈。

图9-1 髁突

A. 髁突实体图像；B. CBCT矢状位图像；C. CBCT冠状位图像；D. 下颌骨三维重建图像。

2. 关节结节、关节窝 关节结节为颞骨颧突前根起始处形成的短半圆柱状结构，关节结节后方、鼓部前方为关节窝，髁突位于关节窝中央（图9-2）。

3. 关节盘 关节盘介于颞骨关节面和髁突之间，略呈椭圆形，内外径长于前后径。磁共振成像是观察关节盘的首选检查方法（图9-3）。

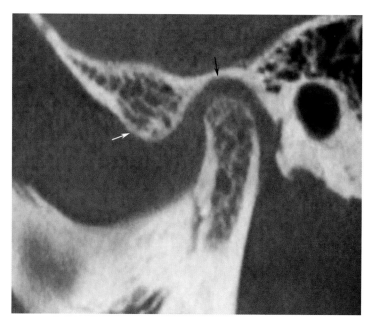

图 9-2　CBCT 示关节窝（黑箭头示）和关节结节（白箭头示）

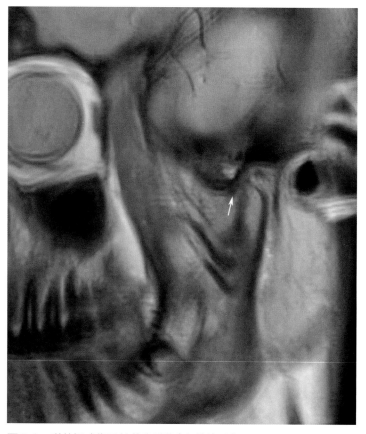

图 9-3　磁共振成像示关节盘影像（白箭头示）

4. 乳突蜂房、外耳道　乳突蜂房包括乳突窦和乳突小房。在颞下颌关节CBCT图像中通常可观察到乳突蜂房的影像（图9-4）。在乳突蜂房下方，可看到一卵圆形空腔，为外耳道影像。乳突蜂房及外耳道影像可辅助判断图像方位，即乳突蜂房及外耳道位于髁突后方。

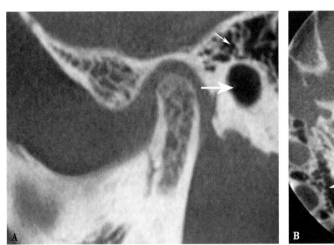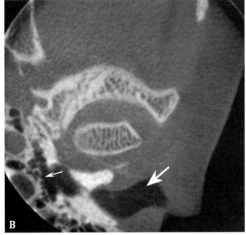

图9-4　左侧髁突、乳突蜂房和外耳道影像
A. CBCT矢状位图像示乳突蜂房（细箭头示）和外耳道（粗箭头示）；B. CBCT轴位图像示乳突蜂房（细箭头示）和外耳道（粗箭头示）。

第二节　解剖结构变异

1. 髁突形态变异　正常髁突的形态包括很多类型，同时也存在不同的形态变异。有学者对1 010例无骨质破坏的髁突进行影像形态学分析，髁突的前缘形态可分为四类、后缘形态可分为四类、顶面形态按冠状位和矢状位形态各分为四类和两类（图9-5）。

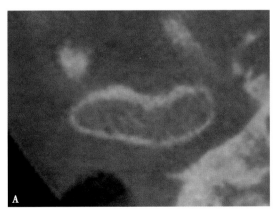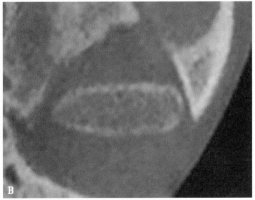

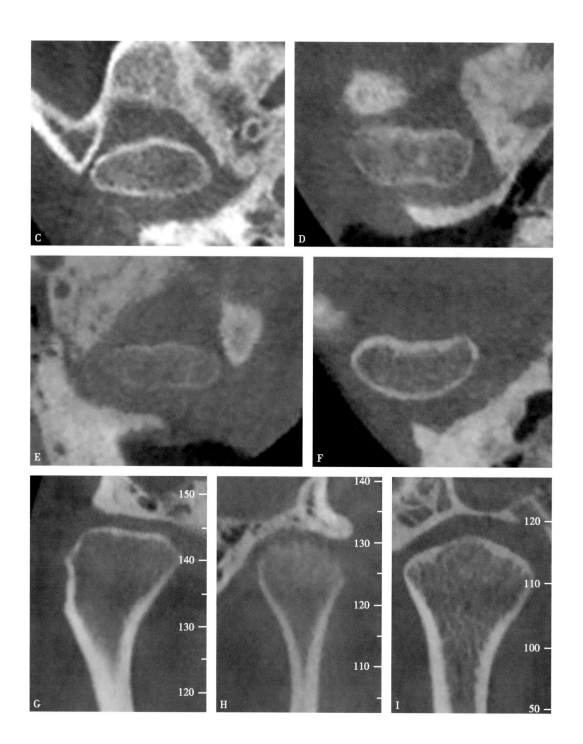

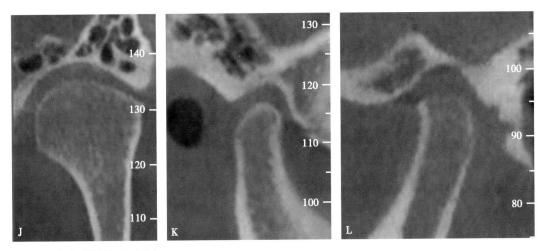

图9-5 髁突常见的不同形态

A. 前缘呈凹形；B. 前缘呈平形；C. 前缘呈凸形；D. 后缘呈凹形；E. 后缘呈平形；F. 后缘呈凸形；
G. CBCT 冠状位示顶面呈平形；H. CBCT 冠状位示顶面呈凸形；I. CBCT 冠状位示顶面呈角形；J. CBCT
冠状位示顶面呈圆形；K. CBCT 矢状位示顶面呈圆形；L. CBCT 矢状位示顶面呈平形。

2. 双髁突畸形　双髁突畸形为发育异常，主要表现为髁突顶部骨皮质凹陷，形似爱心状，但骨皮质连续，关节功能正常（图9-6）。双髁突畸形的形成原因不明，但多认为与外伤有关。有研究表明，双髁突畸形的人群发病率约为 0.31%～1.82%。

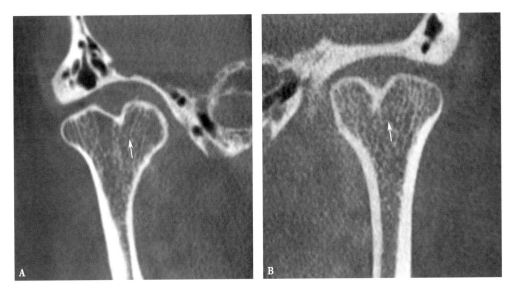

图9-6 双髁突畸形

A. 双髁突畸形，髁突顶部骨质凹陷（箭头示）；B. 双髁突畸形，髁突顶部骨质凹陷（箭头示）。

（马若晗　李　刚）

参 考 文 献

[1] 马绪臣. 口腔颌面医学影像学. 2版. 北京：北京大学医学出版社，2014.

[2] 赵士杰，皮昕. 口腔颌面部解剖学. 2版. 北京：北京大学医学出版社，2014.

[3] WHITE S C，PHAROAH M J. Oral radiology: principles and interpretation. 7th ed.St. Louis：Elsevier Mosby，2013.

[4] MA R H，FENG J L，BORNSTEIN M M，et al. Relationship between development of the condylar cortex and the changes in condyle morphology: a cone-beam computed tomography（CBCT）observational study. Quant Imaging Med Surg，2023，13（4）：2388-2396.

[5] BORRÁS-FERRERES J，SÁNCHEZ-TORRES A，GAY-ESCODA C. Bifid mandibular condyles: a systematic review. Med Oral Patol Oral Cir Bucal，2018，23（6）：e672-e680.

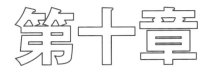

第十章

口腔颌面部 X 线影像解剖常见疑难问题解析

问题 1. 如何分辨切牙孔与上颌正中缝的影像，上颌前牙区骨松质区就是切牙窝吗？

上颌正中缝由左右上颌骨体相接形成，在影像学中表现为位于中切牙中间的一条线状低密度影，而切牙孔通常表现为椭圆形、圆形或泪滴形的低密度影，与上颌正中缝的影像重叠（图 10-1）。

"上颌前牙区骨松质就是切牙窝"为概念混淆，上颌前部骨质由骨松质和骨密质组成，并无所谓的骨松质区，根尖片切牙窝的形成是因为此处的骨质较薄。

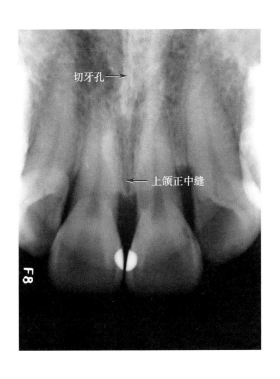

切牙孔→

←上颌正中缝

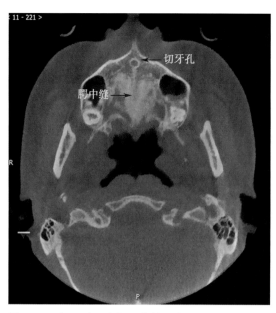
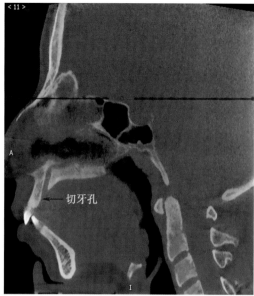

图 10-1　切牙孔和上颌正中缝影像

问题 2. 如何分辨蝶骨翼突、翼外板和翼内板的结构与位置？

蝶骨翼突为一对从蝶骨体与蝶骨大翼连接处伸向下方的突起，由外板和内板构成。

翼外板宽而薄，其外侧面朝向前方，构成颞下窝的内侧壁。翼内板窄而长，其下端较尖并弯向外下方，形成翼钩（图 10-2）。

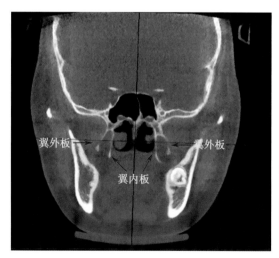
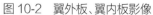
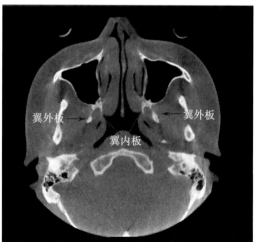

图 10-2　翼外板、翼内板影像

问题 3. 上颌窦侧壁血管在临床上应注意哪些问题？

在 X 线片中，上颌窦区域可看到宽度均匀的薄透光线，是上颌窦侧壁上神经血管压迹，其内容纳后上牙槽骨的血管分支及神经。上颌窦侧壁内的神经血管压迹在正常的上颌窦壁中可见，但大多数情况下在影像中无法显示，仅在压迹较深，且投照角度适宜时可观察到。我们需要辨别其为神经血管压迹，而非骨折线（图 10-3）。此外，在行上颌窦穿刺术时，进针方向应避免过度向后，以免损伤血管，引起出血，若回抽时发现有血，应终止操作。

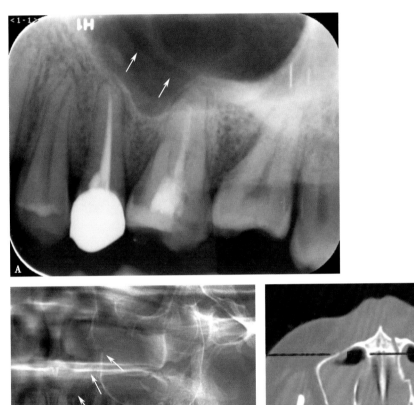

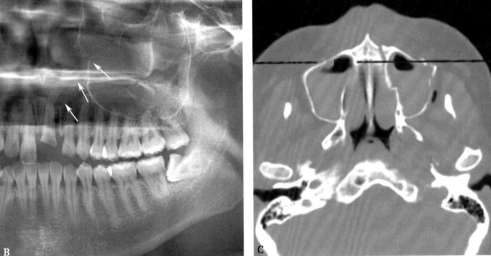

图 10-3　上颌窦侧壁血管与上颌窦前壁骨折

A. 根尖片示上颌窦侧壁的血管压迹影像；B. 部分曲面体层片示左侧上颌骨牙槽突、上颌窦内侧壁骨折；C. CT 横断面示上颌窦内侧壁、前壁、后外侧壁骨折。

问题 4. 如何判断试尖是否到位？

这个问题的实质是根尖孔的位置。对于多数单根牙来说，仅在根尖处有根尖孔，侧孔发生率较低；对于多根牙来说，除根尖孔外，还有副孔，且 50% 以上的根尖孔不在根尖顶端，平均偏离根尖顶约 0.5mm，最大可偏离 2mm，随着根尖牙骨质的不断沉积，偏离值不断增大（图 10-4）。对于试尖是否到位，我们应将 X 线片与临床根管测量仪测量的结果综合考虑，进行判断。

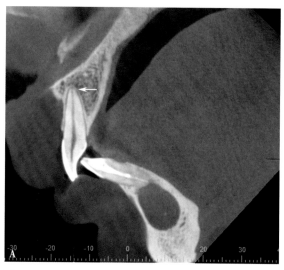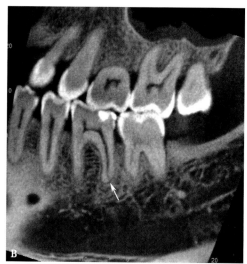

图 10-4　根尖孔在单根牙与多根牙中的位置。
A. 单根牙仅在根尖处有根尖孔；B. 多根牙的根尖孔多不在根尖顶端。

问题 5. 如何分析牙槽骨的骨质密度？

准确的骨密度分析只能依靠测量来确定，临床上常用双能 X 射线吸收法（dual energy X-ray absorptiometry，DEXA）定量测定牙槽骨密度。目前口腔种植学中常用的骨密度分类主要是 Lekholm 和 Zarb 骨密度分类法：Ⅰ 类为颌骨几乎完全由均质的骨密质构成；Ⅱ 类为厚层的骨密质包绕骨小梁密集排列的骨松质；Ⅲ 类为薄层的骨密质包绕骨小梁紧密排列的骨松质；Ⅳ 类为薄层的骨密质包绕骨小梁疏松排列的骨松质。另外，也有学者根据 CT 值对颌骨进行了分类：Ⅰ 类骨 CT 值高于 1 250HU；Ⅱ 类骨 CT 值在 850～1 250HU 之间；Ⅲ 类骨 CT 值在 350～850HU 之间；Ⅳ 类骨 CT 值在 150～350HU 之间。

问题 6. 如何鉴别上颌前牙根尖区伪影与根折线？

上颌前牙根尖区的线状低密度影除根折线外，通常为鼻软组织影。鼻软组织影像通常为连续、规则的线条影横过上颌切牙的根部；根折线通常局限于 1～2 颗牙，宽度不均匀（图 10-5）。

如有其他伪影存在，鉴别诊断应结合病因和临床症状综合判断。

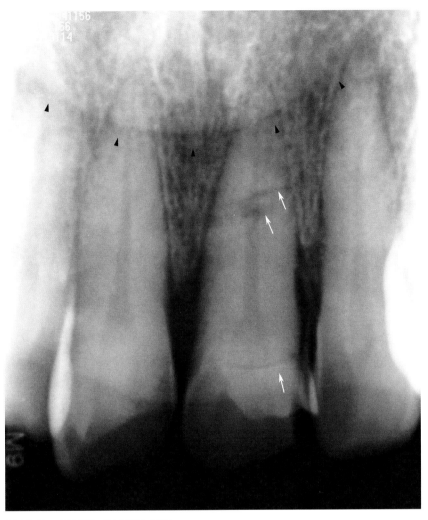

图 10-5　11 冠折,21 冠折、根折

21 冠部和根部可见折裂线(白箭);鼻软组织影像横过 12—22 牙根尖部(黑箭头),为连续影像,不要混淆为根折线。

问题 7. 拍摄曲面体层片的主要目的是观察颞下颌关节时,拍摄操作与普通曲面体层片有何不同?

在正常拍摄曲面体层片时,关节窝有可能阻挡髁突,影响医师对髁突情况的观察。在拍摄颞下颌关节曲面体层片时,可以要求患者下颌前伸,前牙呈对刃𬌗状态,使髁突前伸,避免关节窝的遮挡,可很好地观察到髁突的骨质情况(图 10-6)。

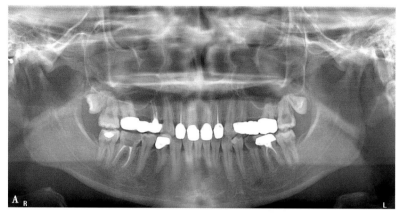

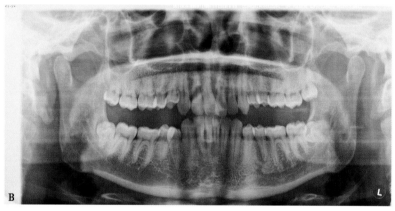

图 10-6　不同情况下拍摄的曲面体层片中髁突的位置

A. 正常咬合时,髁突位于关节窝内,影像重叠,显示不清;B. 下颌前伸,前牙呈对刃状,髁突前移,可观察髁突骨质情况。

问题 8. 如何分辨曲面体层片中的眶下孔、软腭?

眶下孔位于眶下缘的中点下方约 0.5cm 处,向后、上、外方向通入眶下管(图 10-7)。

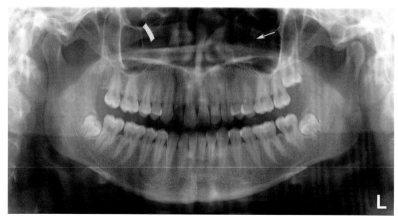

图 10-7　眶下孔影像

左侧箭头及右侧色块示两侧眶下孔。

腭部的前 2/3 为硬腭,由上颌骨的腭突和腭骨的水平板构成,组织层次主要包括黏膜和骨板;腭部的后 1/3 为软腭,主要由黏膜、黏膜下层、腭黏膜和腭肌等软组织构成。

在曲面体层片上观察,硬腭为高密度的线状影像,软腭即为硬腭两侧的软组织密度影(图 10-8)。

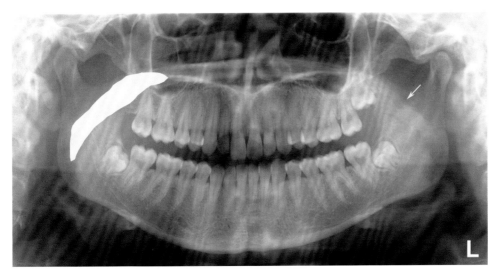

图 10-8　软腭影像
左侧箭头及右侧色块示两侧软腭影。

问题 9. CBCT 是 1:1 真实还原吗?曲面体层片的放大失真率是多少呢?曲面体层片前牙区和后牙区的放大失真率是否相同?

现阶段研究表明,CBCT 图像中物体的比率基本上是 1:1。

曲面体层片存在放大率不均匀和几何失真的缺点。由于体层域的设置,在拍摄曲面体层片时,位于体层域内的图像可清晰显示,不在体层域内的图像可能存在变形,甚至不显示。放大失真率由观察的解剖结构与体层域的距离远近所决定,会受到拍摄时患者的摆位和患者自身的解剖结构的个体差异影响,因此没有固定的放大失真率。有文献报道,曲面体层片的放大率为 10%～25% 之间,甚至更大,尤其在颌骨的前部,而且不同设备的放大率也不尽相同。一般来说,生产商提供的设备放大率在 1.2～1.5 倍不等。

问题 10. 如何鉴别鼻腭管囊肿与正中囊肿?

鼻腭管囊肿,也称作鼻腭囊肿、切牙管囊肿,是由胚胎发育过程中切牙管内鼻腭导管残余上皮发展而来。X 线片上表现为切牙管扩大的囊性阴影,呈圆形、卵圆形、心形。

现在认为,正中囊肿实际上是鼻腭管囊肿向后部延伸的结果,也称为腭正中囊肿,是一个位于上颌正中线、切牙管后部的圆形或椭圆形单囊密度减低的影像。所以在诊断上,不需要对二者进行鉴别(图 10-9)。

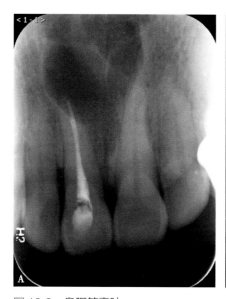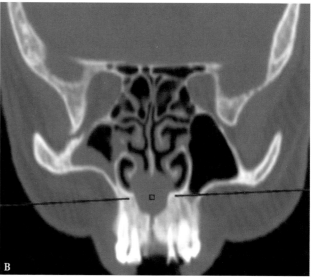

图 10-9　鼻腭管囊肿

A. 根尖片中鼻腭管囊肿呈圆形；B. CBCT 冠状位示腭正中囊肿，累及鼻腔，下方鼻腭管完好。

问题 11. 拍摄曲面体层片及 CBCT 时，患者佩戴防护铅围脖可能阻挡部分拍摄位置，该如何处理？

拍摄 CBCT 图像时，患者应保持直立，稍抬起下颌，使𬌗平面与地面水平，铅围脖紧贴患者颈前部，在颈后部交叉。对于部分稍胖或颈部稍短的患者，铅围脖可能阻挡下颌前部影像的形成，此时可将铅围脖紧贴患者颈部，围在前方，后方松开。

拍摄曲面体层片时，应将铅围脖紧贴患者颈前部，在颈后部交叉。对于部分稍胖或颈部稍短的患者，不能通过抬高下颌来减少拍摄伪影，因为曲面体层片拍摄时需要将下颌置于体层域内，此时可将铅围脖搭在患者后部，尽量保护患者的甲状腺。

问题 12. 拍摄曲面体层片时，如何避免上颌前牙根尖区域模糊不清？

应根据牙列的具体情况具体分析。总体来说，拍摄时应嘱患者前牙咬在咬合杆上，固定上下颌，按照定位要求可拍摄较为标准的曲面体层片。在拍摄过程中，应注意要求患者舌部顶住腭部以消除舌背与硬腭间形成的空气阴影重叠上颌前牙根尖区，影响对根尖的观察。若患者存在下颌前突或后缩等情况时，应根据具体情况进行调整，例如下颌前突时，应嘱患者头部稍向下、向前移位或上下颌整体稍前移以尽量将上颌前牙置于体层域中心位置内拍摄。

参 考 文 献

[1] LEKHOLM U，ZARB G A. Patient selection and preparation//BRANEMARK P I，ZARB G A，ALBREKTSSON T，ed. Tissueintegrated prostheses：osseointegration in clinical dentistry. Chicago：Quintessence Publishing，1985.

[2] MISCH C E. Bone density：a key determinant for clinical success// MISCH C E. Dental implant prosthetics. Philadelphia，PA：Elsevier Health Sciences，2004.

（李　刚　马若晗　谢晓艳　郝　帅）

48